Christian Reinschmidt | Ulrike Wagner

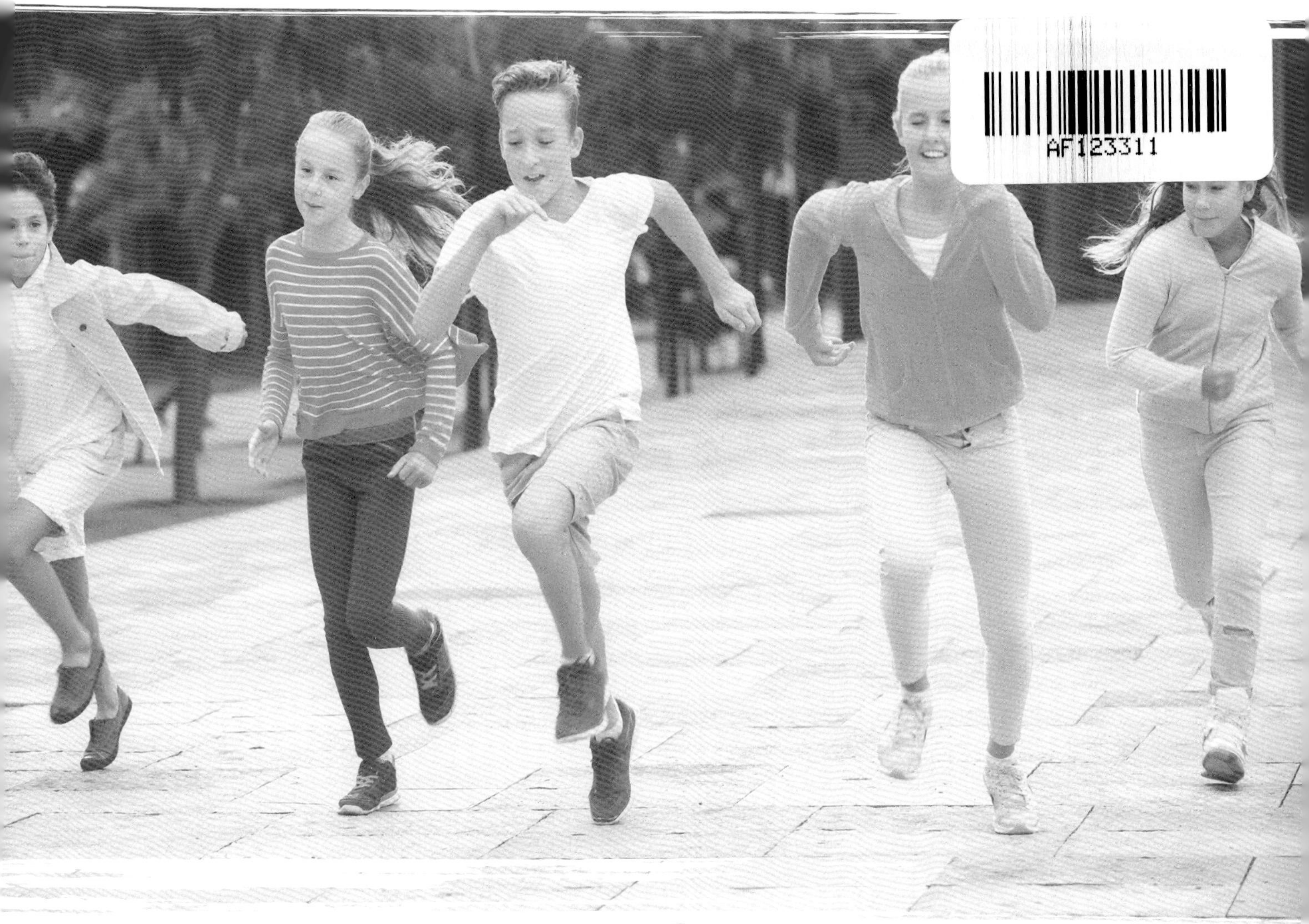

Fitness-Spiele
für Kinder und Jugendliche

 **60** Ideen für Sportunterricht und Freizeit

Verlag an der Ruhr

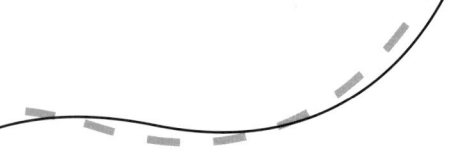

Impressum

Titel
Fitness-Spiele für Kinder und Jugendliche
60 Ideen für Sportunterricht und Freizeit

Autoren
Christian Reinschmidt, Ulrike Wagner

Umschlagmotive
Foto: © Iakov Filimonov – Shutterstock.com; Illustration Ballspielen: © Norbert Höveler; Icon Fitness-Check: © Mik Schulz; Zettel: © Verlag an der Ruhr

Illustrationen im Innenteil
Icon Fitness-Check, Icon Gruppengröße: © Mik Schulz; Icon Spieldauer: © Magnus Siemens; Icon Geräte, Icon Ziele: © Verlag an der Ruhr; sonstige: © Norbert Höveler

Druck
AZ Druck und Datentechnik GmbH, Kempten, DE

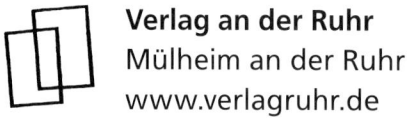

Verlag an der Ruhr
Mülheim an der Ruhr
www.verlagruhr.de

Geeignet für die Altersstufen 8–18

Urheberrechtlicher Hinweis
Das Werk und seine Teile sind urheberrechtlich geschützt. Jede Verwendung in anderen als den gesetzlich zugelassenen Fällen bedarf der vorherigen schriftlichen Einwilligung des Verlages. Der Verlag untersagt ausdrücklich das Herstellen von digitalen Kopien, das digitale Speichern und Zurverfügungstellen dieser Materialien in Netzwerken (das gilt auch für Intranets von Schulen und sonstigen Bildungseinrichtungen), per E-Mail, Internet oder sonstigen elektronischen Medien außerhalb der gesetzlichen Grenzen. Keine gewerbliche Nutzung.
Näheres zu unseren Lizenzbedingungen können Sie unter www.verlagruhr.de/lizenzbedingungen/ nachlesen.

Bitte beachten Sie die Informationen unter www.schulbuchkopie.de.

Soweit in diesem Produkt Personen fotografisch abgebildet sind und ihnen von der Redaktion fiktive Namen, Berufe, Dialoge u. Ä. zugeordnet oder diese Personen in bestimmte Kontexte gesetzt werden, dienen diese Zuordnungen und Darstellungen ausschließlich der Veranschaulichung und dem besseren Verständnis des Inhalts.

© **Verlag an der Ruhr 2009,** Nachdruck 2021
ISBN 978-3-8346-0568-9

Inhaltsverzeichnis

Vorwort 4
Einführung 5

Aufwärmspiele mit Handgeräten .. 11
Feuerwerk 13
Hausbesetzung 14
Heiße Kartoffel 15
Kunstausstellung 16
Paarlauf 17
Ran an die Bälle! 18
Reifenspiel 19
Reifentanz 20
Seilstopp 21
Wortspiel 22

Koordinations- und Beweglichkeitsspiele 23
Chinesenstaffel 25
Gruppenrhythmus 26
Kein Reifen darf sterben! 27
Königsprellen 28
Koordinationsstaffel 29
Powerball 30
Reifenwanderung 31
Viereckslauf 32
Wettwanderball 33
Zwillingssprünge 34

Schnelligkeitsspiele 35
Bingospiel 37
Daumenspiel 38
Fangen mit Abwerfen 39
Foppen und Fangen 40
Geheimer Fänger 41
Nummernsprint 42
Schere-Stein-Papier 43
Seiljagd 44
Versteckte Bälle finden 45
Wechseljagd 46

Schnellkraft- und Kraftausdauerspiele 47
Abklatschspiel 49
Baumstamm – Krebs – Sumo 50
Mattenhochstand 51
Mattenweitwurf 52
Mattenwenden 53
Popcorn 54
Schildball 55
Sitzball 56
Treibball 57
Volltreffer 58

Ausdauerspiele 59
1, 2 oder 3 61
90 Sekunden zum Sieg! 62
Brückenwächter 63
Gegenteilspiel 64
Gleisarbeiter und Saboteure 65
Hütchenlauf 66
Pärchenspiel 67
Oberhase 68
Orientierungslauf 69
Würfelspiel 70

Kooperationsspiele 71
Bist du Goofy? 73
Blindenführung am Tau 74
Dracula 75
Gold in Sicht! 76
Gruppenmemo 77
Menschlicher Knoten 78
Pendel 79
Roboterspiel 80
Seerettung 81
Zahlspiel 82

Literatur- und Linktipps 83

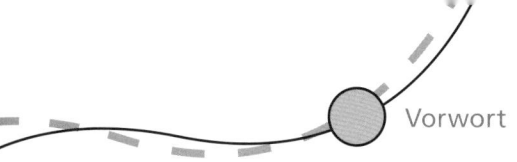

Vorwort

Die **körperliche Fitness von Kindern und Jugendlichen** in Deutschland **nimmt kontinuierlich ab**. Anstatt im Freien zu toben, sitzen sie stundenlang vor dem Computer oder vor dem Fernseher. Das hat auch die WIAD-Studie belegt, die 2003 aus der Initiative „Fit sein macht Schule" hervorging. Allein unter den 10- bis 14-Jährigen sind heute 20 Prozent der Jungen und 26 Prozent der Mädchen weniger fit als 1995.
Besonders drastisch ist bei beiden Geschlechtern der **Rückgang im Bereich der Koordination sowie in der Ausdauer**.
Regelmäßiges Sporttreiben kann die körperliche Fitness der Kinder und Jugendlichen deutlich verbessern. Wer täglich Sport treibt, zeigt eine **höhere Leistungsfähigkeit** als derjenige, der sich höchstens einmal in der Woche sportlich betätigt. Die Ergebnisse der Studie verdeutlichen, dass **gerade der Schul- und Vereinssport** hier **besonders gefragt** ist, wenn es darum geht, Kinder und Jugendliche wieder „fit zu machen".

Kinder und Jugendliche wollen den Sport immer mit Spiel und Spaß verbinden, somit sollte ein **Fitnesstraining** immer **in einen spielerischen Rahmen gepackt werden**. Dieses Buch stellt Ihnen 60 Fitness-Spiele für das Kinder- und Jugendtraining vor und gibt Ihnen einen differenzierten Einblick in die gesundheitliche Wirkung der einzelnen Spiele.
Ziel der Spiele ist es, die körperliche Fitness der Kinder und Jugendlichen – sei es im Bereich der **Beweglichkeit, Schnellkraft** oder **Ausdauer** – zu steigern. Gleichzeitig schulen sie beim Spiel verschiedene Fähigkeiten aus dem **koordinativen Bereich** und werden auch auf kognitiver Ebene gefordert.
Zudem vergessen die Kinder und Jugendlichen durch den Spielcharakter die Anstrengungen der Übungsstunde. Darüber hinaus werden das **Sozialverhalten** sowie die **Kommunikations- und Kooperationsbereitschaft** über die verschiedenen Spielformen gefördert.

Inhaltliche Gestaltung

Im **einführenden Teil** erhalten Sie Informationen, wie sich die einzelnen Spielformen auf die Fitness der Spieler auswirken. Sie bekommen Tipps und Hintergrundinformationen, damit Sie Ihre Trainingsangebote im Bereich Fitness optimal auf die Gruppe abstimmen können. Das Kernstück des Buches sind die **praktischen Spielangebote**, die in **sechs verschiedene Kapitel** aufgeteilt sind. Hier finden Sie Spielformen für die **Ausdauer**, die **Kraft**, die **Schnelligkeit**, die **Koordination** und die **Beweglichkeit** sowie für das **Aufwärmen**. Jedes Spiel wird dabei einem **Fitness-Check** unterzogen, damit Sie schnell das Geeignete für Ihre spezifische Zielsetzung finden. Ergänzt wird der Praxisteil durch **kooperative Spielformen**, mit denen Sie Ihre Übungsstunde auflockern oder ausklingen lassen können.

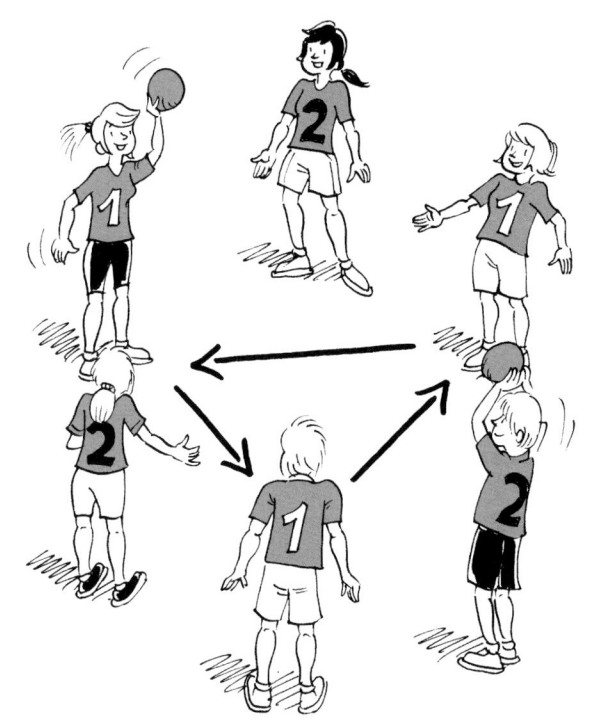

Einführung

Spielformen zur Verbesserung der aeroben Ausdauer

Ausdauerspiele **ökonomisieren** das **Herz-Kreislaufsystem**. Neben einer verbesserten Sauerstoffaufnahme in der Lunge und einem besseren Sauerstofftransport im Blut kommt es auch zu einer zunehmenden Kapillarisierung in den trainierten Muskelgruppen.

Natürlich profitiert auch der Herzmuskel, das zentrale Organ im Herz-Kreislaufsystem, von ausdauerorientierten Spielformen. Führen Sie regelmäßig Ausdauerspiele in Ihren Übungsstunden durch, ist eine Ökonomisierung der Herztätigkeit (Abnahme der Herzfrequenz in Ruhe und unter Belastung) zu erwarten. Die Anpassungserscheinungen im Herz-Kreislaufsystem haben eine **spätere Ermüdung** bei Belastungen, **schnellere Erholungszeiten** und **längere Belastbarkeit** zur Folge. Nicht nur beim Sport wirkt sich dies positiv auf die Leistungsfähigkeit der Kinder und Jugendlichen aus, sondern auch langfristig im Sinne einer Vorsorge für Herz-Kreislauf-Erkrankungen.

Fitness-Check:

Spielformen zur Verbesserung der aeroben Ausdauer wirken sich nachweislich positiv auf das Herz-Kreislaufsystem aus. Die Ermüdungswiderstandsfähigkeit gegenüber physischen und psychischen Belastungen erhöht sich, was den Kindern und Jugendlichen im Alltag zu Gute kommt.

Spielformen zur Verbesserung der Kraft

Bei Spielen, die die Schnellkraft und Kraftausdauer trainieren, steht die Stabilisierung und Optimierung der **muskulären Leistungsfähigkeit** im Mittelpunkt. Aus präventiver Sicht verringert eine **verbesserte Belastbarkeit** des aktiven und passiven **Bewegungsapparates** das Verletzungsrisiko. Darüber hinaus beugt ein regelmäßiges Krafttraining Rückenschmerzen, Haltungsschwächen, Osteoporose, Arthrose, Muskelverkürzungen und Muskelabschwächungen vor. Gerade bei Spielformen aus dem Bereich der Kraftausdauer kann die Muskulatur mit vielen Wiederholungen bei mittlerer Belastungsintensität schonend trainiert werden.

Fitness-Check:

Ein wichtiger Baustein zur allgemeinen Gesundheitsvorsorge sind Kräftigungsübungen. Abwechslungsreiche Spielformen tragen dazu bei, von der eigentlichen Belastung abzulenken, um so Spaß und Freude an einem effektiven Muskeltraining zu vermitteln.

Spielformen zur Verbesserung der Koordination und Beweglichkeit

Koordinations- und Beweglichkeitsspiele können auch weniger ausdauertrainierten Kindern und Jugendlichen durch geschickte Bewegungen zu Erfolgserlebnissen verhelfen. Die Vielseitigkeit der Spielmöglichkeiten eröffnet Ihnen dabei ein breites Spektrum an Variationen. Zu den koordinativen Fähigkeiten zählen:

- ✗ Orientierungsfähigkeit
- ✗ Gleichgewichtsfähigkeit
- ✗ Rhythmisierungsfähigkeit
- ✗ Kopplungsfähigkeit
- ✗ Differenzierungsfähigkeit
- ✗ Antizipationsfähigkeit
- ✗ Reaktionsfähigkeit
- ✗ Umstellungsfähigkeit

Die koordinativen Fähigkeiten befähigen die Kinder und Jugendlichen, **motorische Aktionen** in vorhersehbaren und unvorhersehbaren Situationen **sicher zu beherrschen** und sportliche Bewegungen zu erlernen. Eine gut ausgeprägte Gleichgewichtsfähigkeit ist beispielsweise Voraussetzung für alle motorischen Handlungen im Alltag (→ Gehen auf rutschigem Untergrund) und um sportliche Bewegungen zu erlernen (→ Fahrradfahren).

> **Fitness-Check:**
> Eine lebenslange Schulung der koordinativen Fähigkeiten und der Beweglichkeit durch Spielformen steigert aus sportlicher Sicht die Leistungsfähigkeit. Aus gesundheitlicher Sicht trägt ein regelmäßiges Training koordinativer Bewegungsabläufe dazu bei, sich sicher und souverän im Alltag zurechtzufinden.

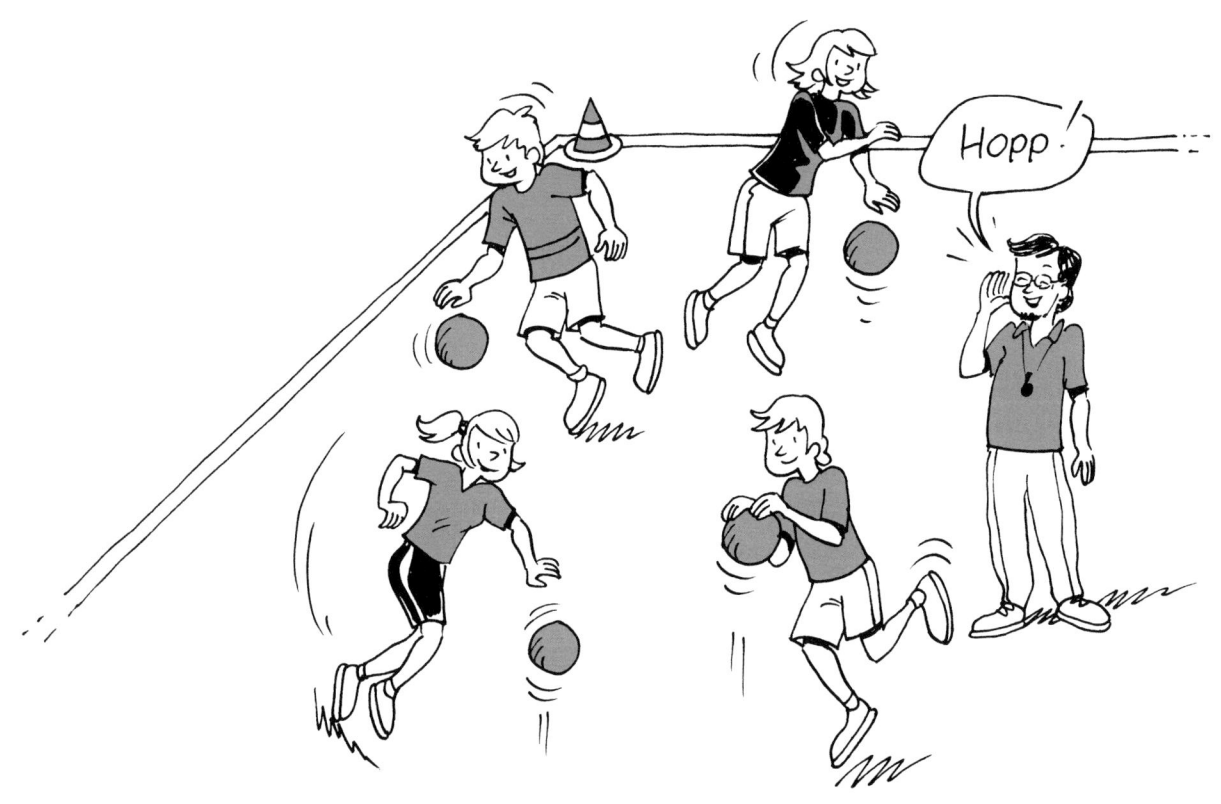

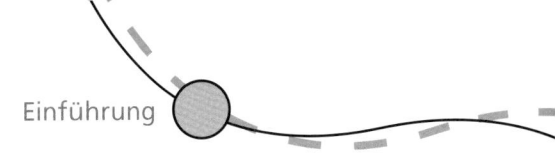

Einführung

Spielerische Entwicklung der Motorik – Bewegungskompetenz

Viele Kinder und Jugendliche in Deutschland haben große motorische Schwächen und sind nicht in der Lage, selbst einfache sportliche Aufgaben zu meistern. Dabei macht Bewegung nicht nur Spaß, sie ist auch wichtig für die körperliche und geistige Entwicklung. Dies zu vermitteln, ist eine wichtige Aufgabe des Schul- und Vereinssports.

Hierbei sollten Sie im Auge behalten, dass die motorische Entwicklung bei Kindern und Jugendlichen hinsichtlich ihrer Lernfähigkeit in unterschiedlichen Stufen verläuft. Das in der folgenden Tabelle dargestellte Modell kann Ihnen als Orientierungshilfe dienen, um Ihre Trainingsangebote altersgerecht zu gestalten.

Entwicklungsstufe	Altersspanne	Schuljahr	Phase der …
Vorschulalter	**Mädchen/Jungen:** 3. bis 7. Lebensjahr		… Vervollkommnung vielfältiger Bewegungsformen … Aneignung erster Bewegungskombinationen
Frühes Schulkindalter	**Mädchen/Jungen:** 7. bis 10. Lebensjahr	1. bis 3. Schuljahr	… schnellen Fortschritte in der motorischen Lernfähigkeit
Spätes Schulkindalter	**Mädchen:** 10./11. bis 11./12. Lebensjahr **Jungen:** 10./11. bis 12./13. Lebensjahr	3./4. Schuljahr bis 5./6. Schuljahr 3./4. Schuljahr bis 6./7. Schuljahr	… besten motorischen Lernfähigkeit
Frühes Jugendalter	**Mädchen:** 11./12. bis 13./14. Lebensjahr **Jungen:** 12./13 bis 13./14. Lebensjahr	5./6. Schuljahr bis 7./8. Schuljahr 6./7. Schuljahr bis 8./9. Schuljahr	… Umstrukturierung von motorischen Fähigkeiten und Fertigkeiten
Spätes Jugendalter	**Mädchen:** 13./14. bis 17./18. Lebensjahr **Jungen:** 14./15. bis 18./19. Lebensjahr	7./8. Schuljahr bis 10./11. Schuljahr 8./9. Schuljahr bis 11./12. Schuljahr	… geschlechtsspezifischen Differenzierung … fortschreitenden Individualisierung … zunehmenden Stabilisierung

Die Entwicklung der Ausdauer

Im Sinne eines Grundlagenausdauertrainings im aeroben Energiestoffwechsel (mit ausreichender Versorgung von Sauerstoff) ist eine Verbesserung der Leistungsfähigkeit in allen Altersstufen möglich. Unterrichts- und Trainingseinheiten im anaeroben Bereich sind dagegen bei Kindern und Jugendlichen nicht zu empfehlen. Insbesondere Kinder weisen bei einem Ausdauertraining im anaeroben Bereich Defizite bei der Milchsäuretoleranz und im Abbauprozess der Milchsäure auf. Sie sollten also beim Kindertraining generell diese starken Belastungen über längere Zeit vermeiden, da sie für die Kinder eine Stresssituation darstellen. Bei der Auswahl der Spiele für den Praxisteil haben wir daher auf solche Spielformen verzichtet.

Die beste Phase für das Herz-Kreislauftraining ist die Pubertät, denn in dieser Zeit findet bei den Jugendlichen eine starke körperliche Entwicklung in Bezug auf Wachstumsprozesse statt. Das Körperlängenwachstum geht mit einer enormen Weiterentwicklung der inneren Organe einher, wovon auch das Herz und das Kreislaufsystem im positiven Sinne betroffen sind. Ein angemessenes Ausdauertraining in dieser Altersphase verspricht also besonders gute Fortschritte in der Leistung.

Die Entwicklung der Kraft

In diesem Bereich müssen wir zwischen der Kraftausdauer, der Schnellkraft und der Maximalkraft unterscheiden. Im Bereich des freizeitsportorientierten Nachwuchstrainings ist das **Üben mit maximalen Krafteinsätzen nicht empfehlenswert**. Die Knochen und Gelenke der Kinder und Jugendlichen befinden sich noch im Wachstum und sind daher aus orthopädischer Sicht nicht für diese hohen Gewichtsbelastungen geeignet.

Demgegenüber halten wir ein Training der **Kraftausdauer** bei Kindern und Jugendlichen für sehr sinnvoll, was auch aktuelle Studien belegen. Kinder und Jugendliche weisen teilweise hohe Defizite, vor allem im Bereich der Rumpfmuskulatur (Bauch- und Rückenmuskeln) auf. Im Rahmen von spielerischen Elementen kann ein Training der Kraftausdauer bereits im Vorschulalter erfolgen.

Bis zum Eintritt in die Pubertät sind die Last-Kraft-Verhältnisse sehr gut, sodass Sie bei den Jugendlichen gute Trainingsfortschritte erwarten können.

Mit dem Körperlängenwachstum gehen auch Veränderungen des Hormonhaushalts einher. Die Bildung von Testosteron beeinflusst das Krafttraining positiv, was eine stärkere Ausprägung der Muskulatur (Verstärkung des Muskelquerschnitts) bei entsprechendem Training nach sich ziehen kann.

Die Entwicklung der **Schnellkraft** ist ein motivierendes Trainingsziel, da sich ganz besonders Kinder gerne schnell bewegen. Im frühen und späten Schulkindalter prägen sich Schnellkraftleistungen sehr gut aus. Die Kinder zeigen in dieser Phase eine hohe Auffassungsgabe, wenn es darum geht, sporttechnische oder koordinative Aufgaben umzusetzen.

Sportbiologisch weisen die Kinder in dieser Wachstumsphase ein ausgewogenes Hebelverhältnis auf, was die Umsetzung von Bewegungsaufgaben erleichtert. Integrieren Sie also beim Schnellkrafttraining mit Kindern immer auch Aufgaben mit Sprung- und Wurfaufgaben, denn die sind besonders beliebt. Auch im späten Jugendalter bieten sich Ihnen einhergehend mit dem nahezu abgeschlossenen Körperlängenwachstum und der intellektuellen Auffassungsgabe der Jugendlichen sehr gute Möglichkeiten für ein effektives Schnellkrafttraining.

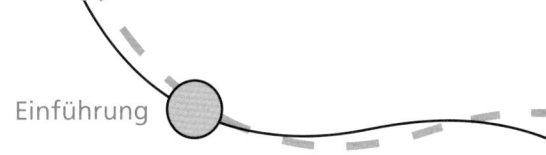

Einführung

Die Entwicklung der Schnelligkeit

Spiele zur Schnelligkeitsschulung sind im Sportunterricht **bei Kindern und Jugendlichen sehr beliebt,** besonders wenn sie in einen sportlichen Wettkampf eingebunden werden. Insbesondere im frühen und späten Schulkindalter entwickeln sich bei den Kindern und Jugendlichen hierfür die spezifischen Kenngrößen: Minimierung der Bodenkontaktzeiten, Verbesserung der Bewegungsfrequenz und Reaktionsfähigkeit. Im frühen Jugendalter stagniert dann die Leistungssteigerung bedingt durch das Körperlängenwachstum. Allerdings lässt sich die Schnelligkeit in dieser Altersphase zusätzlich über ein Krafttraining der Muskulatur steigern. Erst im späten Jugendalter kommt es bei den Jugendlichen zu einem erneuten, rasanten Leistungsanstieg, da sich sowohl das Kraftpotential als auch die technische Bewegungsausführung weiterentwickeln.

Die Entwicklung der Koordination

Die koordinativen Fähigkeiten (siehe S. 7) verbessern sich vom Vorschulalter bis zum frühen Jugendalter relativ gleichmäßig. Einzig das späte **Schulkindalter** ist als eine besonders **sensible Trainingsphase** hervorzuheben, weil die 10- bis 13-Jährigen hier sehr lernfähig sind hinsichtlich der Aufnahme und Wiedergabe von neuen Bewegungen. Im frühen Jugendalter dominiert das Köperwachstum, was sich auf die motorische Entwicklung eher negativ auswirkt. Denn die körperlichen Proportionen entwickeln sich so, dass das Skelettsystem deutlich schneller wächst, als die Muskulatur sich ausprägen kann. Wenn in dieser Phase das Last-Kraft-Verhältnis durch ein kraftorientiertes Training wieder ausgeglichen wird, so kann sich die koordinative Leistungsfähigkeit besser ausprägen. In dieser Phase lernen die Jugendlichen intensiv über den Intellekt. Für die praktische Umsetzung bedeutet das, dass Sie Ihr Training den altersgerechten Anforderungsprofilen anpassen müssen.

Die Entwicklung der Beweglichkeit

Es ist ein **Irrtum** zu glauben, **Kinder seien von Natur aus einfach beweglich.** Wissenschaftliche Studien beweisen, dass bereits ab dem Vorschulalter die ersten Bewegungseinschränkungen auftreten können. Bevorzugte Muskelgruppen, die bereits im Vorschulalter nicht ausreichend entwickelt sind, sind die Rumpfvorderseite und die innere Oberschenkelmuskulatur. Erkennen können Sie das bei den Kindern an einer mangelnden aufrechten Haltung bzw. einer mangelnden Spreizfähigkeit der Beine. Mit dem Einsatz koordinativ orientierter Spielformen, wie sie im Praxisteil vorgestellt werden, können Sie diesen **Beweglichkeitseinschränkungen vorbeugen.** Dabei ist der Einsatz von spielerisch gymnastischen Elementen in enger Verbindung mit Übungen zur Verbesserung der Kraft unbedingt notwendig. Im frühen Jugendalter können Sie davon ausgehen, dass auf Grund der Wachstumsentwicklung (siehe Punkt „Koordination") die Jugendlichen mit einer mangelnden Dehnfähigkeit der Muskeln zu kämpfen haben. Spielformen zur Verbesserung der Koordination und Beweglichkeit machen dann besonders Sinn. Allgemein sollten Sie bei der Planung Ihres Trainings mit Jugendlichen stark auf regelmäßige Gymnastikangebote achten, die zielgerichtet bestimmte Muskelgruppen dehnen. Zur Stabilisierung und eiterentwicklung des Leistungsniveaus sollten sie auch bei 14- bis 18-Jährigen immer wieder Dehnphasen im Training einbauen.

Spielend lernen – Sozialkompetenz

Durch die vielfältigen Aufgabenstellungen der Spiele können die Kinder und Jugendlichen nicht nur ihre körperliche Fitness in den einzelnen Trainingsbereichen verbessern, sondern auch verantwortungsbewusstes, kooperatives Verhalten lernen. Denn Regeln und Absprachen müssen eingehalten werden, damit ein Spiel überhaupt stattfinden kann. Insbesondere die **Kooperationsbereitschaft,** die **Kommunikationsfähigkeit** sowie die **Integration** leistungsschwächerer Mitspieler entscheiden über den Erfolg oder Nicht-Erfolg eines Spiels. Auf diese Weise werden den Kindern und Jugendlichen die Komponenten der **olympischen Erziehung** – Fairness, gegenseitige Achtung, Leistung – auf spielerische Art und Weise vermittelt. Daneben werden über die Spiele auch viele weitere Komponenten, wie beispielsweise taktisches Verhalten oder die Informationsverarbeitung gefördert.

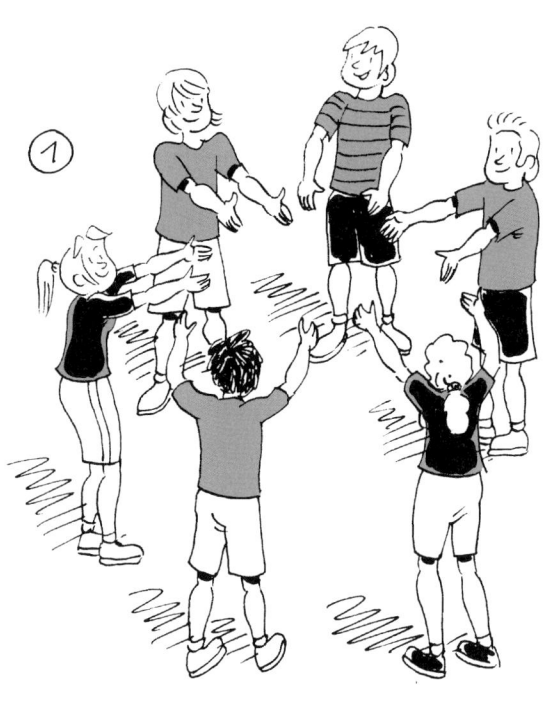

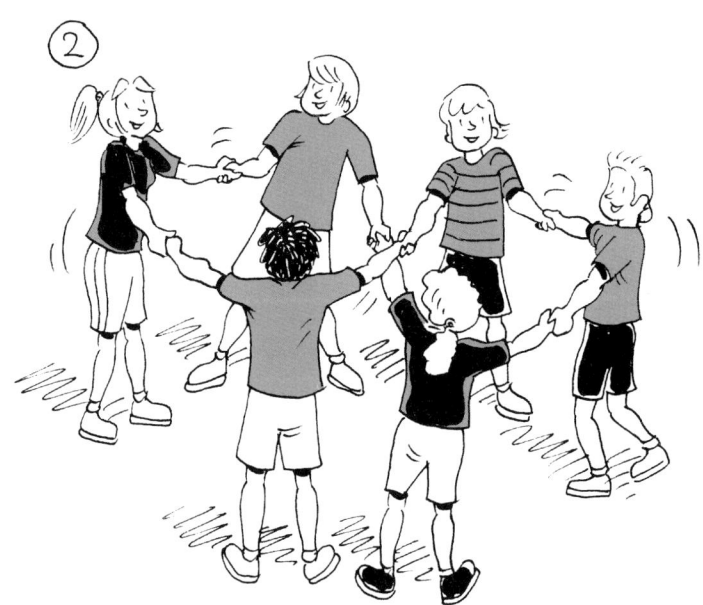

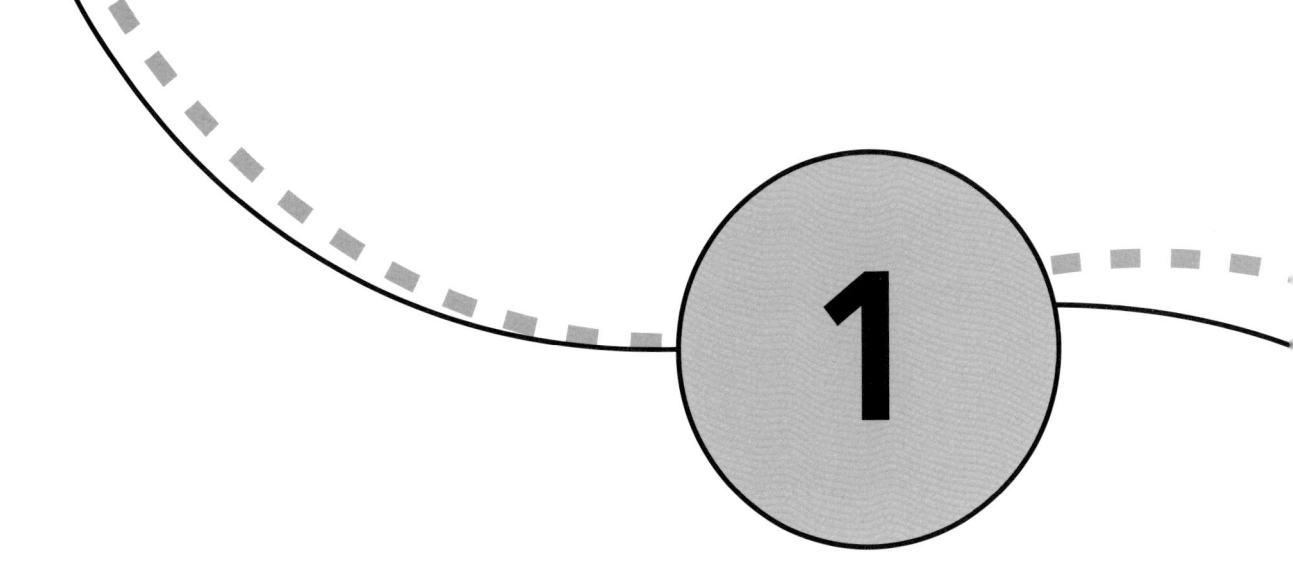

Aufwärmspiele mit Handgeräten

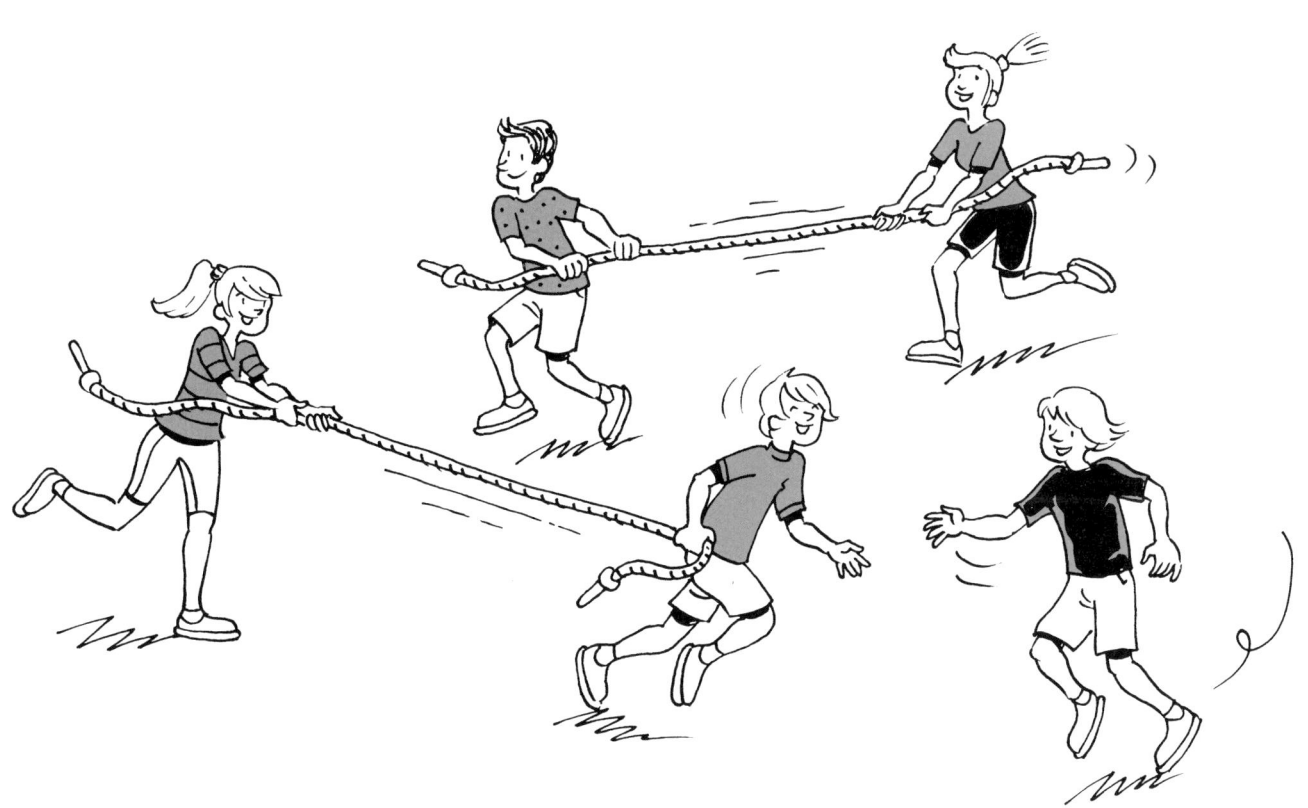

1 Aufwärmspiele mit Handgeräten

Aufwärmen im Sportunterricht oder beim Training wird von Kindern und Jugendlichen häufig als lästig empfunden. Die Möglichkeit, sich spielerisch aufzuwärmen, wird deshalb in der Regel gerne angenommen. Allerdings sollte beachtet werden, dass für das **Aufwärmen** eine **dosierte Belastung** die Grundvoraussetzung ist. Viele Lauf- und Fangspiele verlangen – zumindest zeitweise – maximale Anstrengung. Das ist problematisch, denn sie führen so an die Belastungsgrenzen, und das Verletzungsrisiko steigt. Geeignete Spielformen für das Aufwärmen orientieren sich an den Belastungsmerkmalen für aerobe Ausdauerspiele. Das bedeutet: Bei **mittlerer Intensität** über einen **längeren Zeitraum** dauerhaft **laufen**, um das Herz-Kreislaufsystem zu aktivieren.
Der Einsatz von Handgeräten beim Aufwärmen unterstützt zum einen die vielseitigen Beweglichkeitsvorbereitungen des Muskel- und Skelettsystems, zum anderen regulieren die Spieler durch koordinative Zusatzaufgaben mit Handgeräten ihr Bewegungstempo. Eine weitere Möglichkeit, Aufwärmspiele weniger intensiv zu gestalten, ist das Spielen auf kleineren Spielflächen. Auf diese Weise müssen die Spieler ihr Lauftempo automatisch verringern.
Die vorliegende Spielauswahl liefert Ihnen Anregungen für ein abwechslungsreiches Aufwärmtraining, das Spaß macht. Folgende Spiele finden Sie in diesem Kapitel:

- ✘ Feuerwerk
- ✘ Hausbesetzung
- ✘ Heiße Kartoffel
- ✘ Kunstausstellung
- ✘ Paarlauf
- ✘ Ran an die Bälle!
- ✘ Reifenspiel
- ✘ Reifentanz
- ✘ Seilstopp
- ✘ Wortspiel

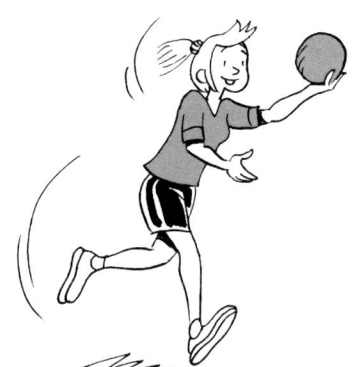

Feuerwerk

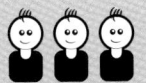 **Gruppengröße:** 8 bis 30

 **Geräte:** ein Gymnastikball pro Spieler

 **Spieldauer:** 7 Minuten

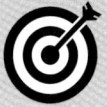 **Ziele:** Herz-Kreislaufaktivierung, Reaktionsfähigkeit

Spielbeschreibung:
Jeder Spieler hat einen Gymnastikball, mit dem er prellend durch das Spielfeld läuft. Auf Kommando prellt jeder seinen Ball so hoch wie möglich, sodass ein Ball-Feuerwerk in der Luft entsteht. Die Spieler versuchen, so schnell wie möglich einen neuen Ball zu fangen, um mit diesem wieder durch das Feld zu prellen.

Organisation:
Die Spieler bewegen sich in einem relativ kleinen, abgesteckten Feld, damit die Bälle nach dem starken Aufprall nicht zu weit auseinanderfliegen. Als Spielfeld eignet sich zum Beispiel das Volleyball- oder Tennisfeld.

Variation:
Der Spieler, der als Erstes einen anderen Ball aus der Luft fängt, darf das neue Kommando rufen.

Hinweis:
Die Bälle müssen im Spielfeld bleiben.

Fitness-Check:
Die Spieler reduzieren durch das Ballprellen automatisch ihre Laufgeschwindigkeit. So findet eine richtig dosierte Herz-Kreislaufaktivierung statt.

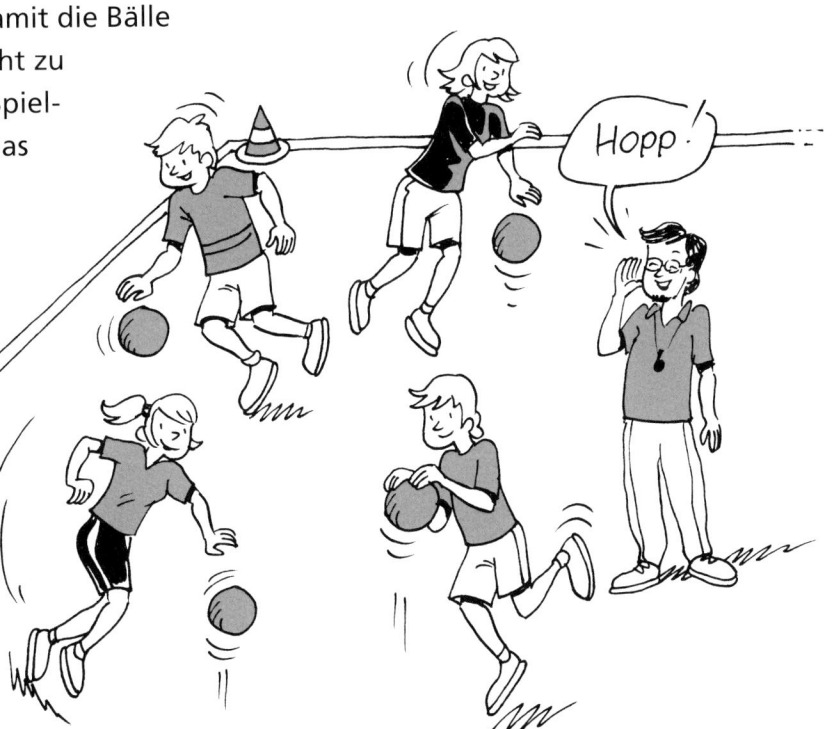

Hausbesetzung

 **Gruppengröße:** 8 bis 30

 **Geräte:** ein Gymnastikreifen pro Spieler

 **Spieldauer:** 10 Minuten

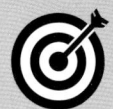 **Ziele:** Herz-Kreislaufaktivierung, Merkfähigkeit

Spielbeschreibung:
Verteilen Sie Gymnastikreifen auf dem Spielfeld. Die Reifen stellen eine Neubausiedlung dar. Jeder Reifen steht dabei symbolisch für ein Haus. Jeder Spieler bekommt innerhalb der Siedlung ein Haus als Eigenheim zugeteilt, dessen Standort er sich gut einprägen sollte. Zu Spielbeginn laufen die Spieler durch die Neubausiedlung. Nach einer gewissen Zeit rufen Sie ein Kommando, zum Beispiel „Haus 1". Daraufhin sucht jeder Spieler schnellstmöglich sein Eigenheim auf und stellt sich in den Reifen. Auf das Kommando „Neues Haus" steuern alle einen anderen Reifen an, den sich jeder als „Haus 2" einprägt. Haben alle Spieler ihr Haus gefunden, bewegen sie sich wieder durch die Neubausiedlung, bis ein neues Kommando ausgerufen wird. Ziel ist es, so schnell wie möglich das richtige Haus aufzusuchen.

Organisation:
Die Spieler laufen in frei gewählten Bahnen durch die Sporthalle.

Variation:
Anstatt der Gymnastikreifen können auch Matten verwendet werden.

Hinweis:
Achten Sie auf abwechslungsreiche und kurze Spielkommandos.

Fitness-Check:
Neben der Herz-Kreislaufaktivierung ist hier vor allem die Merkfähigkeit der Spieler gefordert. Gleichzeitig regt diese Spielform die Stoffwechselvorgänge an, was sich positiv auf die aerobe Ausdauer auswirkt.

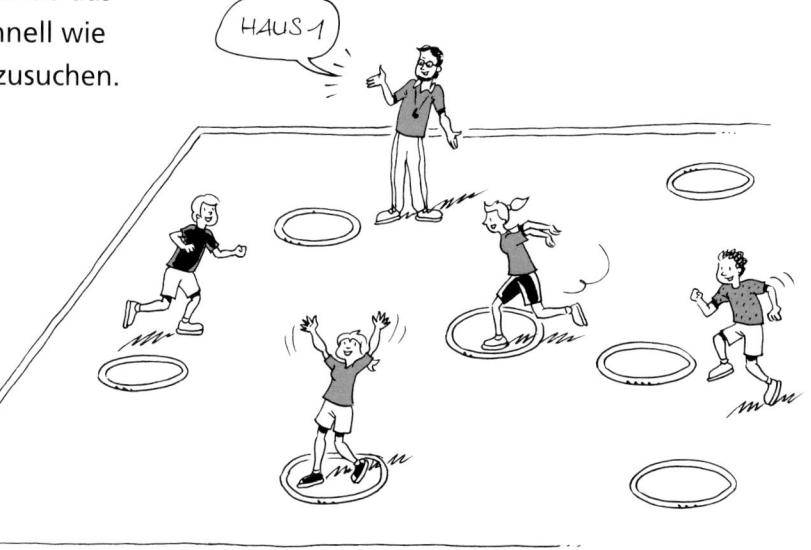

Heiße Kartoffel

 **Gruppengröße:** 10 bis 30

 **Geräte:** ein oder mehrere Softbälle

 **Spieldauer:** 7 Minuten

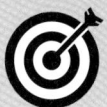 **Ziele:** Herz-Kreislaufaktivierung, Reaktionsfähigkeit

Spielbeschreibung:
Die Spieler laufen kreuz und quer durch das Feld und werfen sich einen Softball ("Heiße Kartoffel") zu. Ziel ist es, den Ball schnellstmöglich an den nächsten Spieler abzuspielen, weil er in der Hand zu heiß wird. Wenn es der Spielverlauf erlaubt, können auch mehrere Bälle ins Spiel gebracht werden. Damit erhöht sich die Aktivität aller Teilnehmer.

Organisation:
Alle Spieler bewegen sich frei in der Halle.

Variation:
Die Art des Zuspiels (direkt, mit Bodenkontakt oder mit dem Fuß) kann vorgegeben werden. Je nach Zielgruppe kann auch ein anderer Ball, zum Beispiel ein Volleyball oder Gymnastikball, gewählt werden.

Hinweis:
Jeder Spieler muss genau zuspielen.

Fitness-Check:
Die zusätzliche Aufgabe, den Ball so schnell wie möglich abzuspielen, motiviert die Spieler, ständig in Bewegung zu bleiben, und lenkt gleichzeitig von der Herz-Kreislaufaktivierung ab. So wird eine mittlere Belastungsintensität erreicht, die den Stoffwechsel der Spieler anregt und sie auf die folgenden Aktivitäten der Übungsstunde vorbereitet.

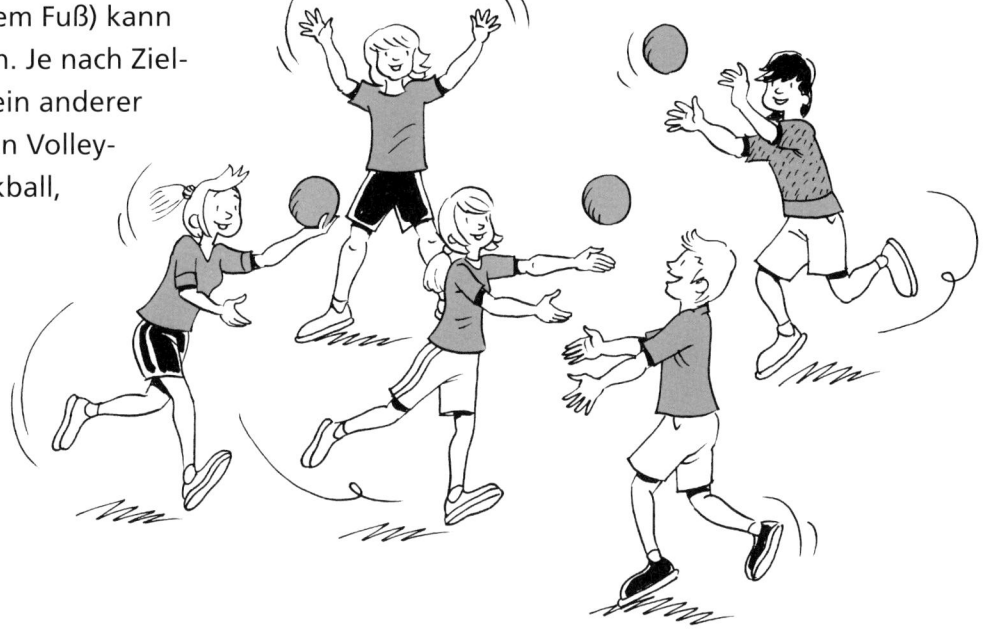

Kunstausstellung

 **Gruppengröße:**
10 bis 30

 Geräte:
5 bis 6 Gymnastikseile pro Paar

 **Spieldauer:**
7 Minuten

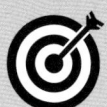 **Ziele:**
Herz-Kreislaufaktivierung, Kreativität

Spielbeschreibung:

Die Spieler gehen mit einem Partner zusammen. Die Paare erhalten fünf bis sechs Gymnastikseile. Ein Partner legt sich als Skulptur auf den Boden, der andere legt mit den Seilen einen Rahmen um den Körper. Jedes Paar legt zwei Kunstwerke, die im gesamten Spielfeld verteilt sind. Anschließend laufen die Spieler durch das Ausstellungsgelände und betrachten die Figuren. Nach einer gewissen Zeit bekommen die Spieler eine Aufgabe gestellt, zum Beispiel „Legt euch passgenau neben den Rahmen" oder „Verändert ein Detail der Skulptur". Die Spieler sind nun aufgerufen, an einem Kunstwerk ihrer Wahl diese Aufgabe zu erfüllen. Dann setzen die Spieler ihren Ausstellungsbesuch fort und folgen den Anweisungen des Spielleiters, der die Laufart (vorwärts – rückwärts – seitwärts – Hopserlauf) jeweils vorgibt, bis die nächste Aufgabe gestellt wird.

Organisation:

Die Kunstwerke müssen im Tennisfeld gut verteilt werden, sodass sie nicht zu eng beieinanderliegen. Die Spieler bewegen sich frei im Feld.

Variation:

Die zuvor gebildeten Paare laufen gemeinsam und kontrollieren sich gegenseitig, ob die Vorgabe des Spielleiters erfüllt wird.

Hinweis:

Die Spieler sollen möglichst unterschiedliche Figuren gestalten.

Fitness-Check:

Durch unterschiedliche Aufgabenstellungen und Laufvariationen wird das Lauftempo reguliert. Eine dosierte Laufbelastung im mittleren Intensitätsbereich wird erreicht, sodass jeder Spieler gut auf den Hauptteil der Übungsstunde vorbereitet wird.

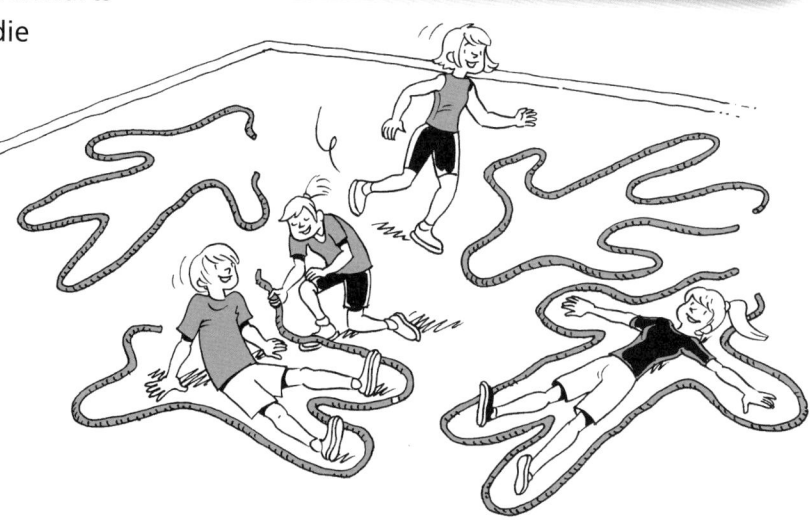

Aufwärmspiele mit Handgeräten

Paarlauf

Gruppengröße: 8 bis 30

Geräte: ein Gymnastikseil pro Paar

Spieldauer: 7 Minuten

Ziele: Herz-Kreislaufaktivierung, Kooperation, Orientierungsfähigkeit

Spielbeschreibung:
Bis auf zwei bis fünf Spieler gehen alle mit einem Partner zusammen. Die Zweierteams spannen ein Seil zwischen sich, sodass jeder ein Ende hält. Alle Paare laufen innerhalb des Feldes, ohne sich gegenseitig zu behindern. Die freien Spieler bewegen sich ebenfalls und lösen eine beliebige Person ab, indem sie einem Spieler auf den Rücken klopfen und dessen Seilende schnappen. Das neu gebildete Paar läuft gemeinsam mit dem gespannten Seil weiter. Der frei gewordene Spieler muss nun einen anderen Spieler am Seil ablösen. Ziel ist es, immer neue Partner aufzusuchen und andere Paare zu bilden.

Hinweis:
Die Seile können von den Spielern auch doppelt gehalten werden, sodass der Abstand zum Partner verkürzt ist.

Fitness-Check:
Indem die Spieler ständig in Bewegung bleiben, wird das Herz-Kreislaufsystem aktiviert. Die dauerhafte Laufbelastung bereitet die Spieler so auf höhere Intensitäten im Hauptteil der Übungsstunde vor.

Organisation:
Die Spieler laufen in der Sporthalle kreuz und quer durcheinander. Dabei muss jeder auf sich, seinen Partner und die anderen Spieler achten.

Variation:
Nach der Ablöse dreht die Laufrichtung, sodass es zu einem Führungswechsel kommt.

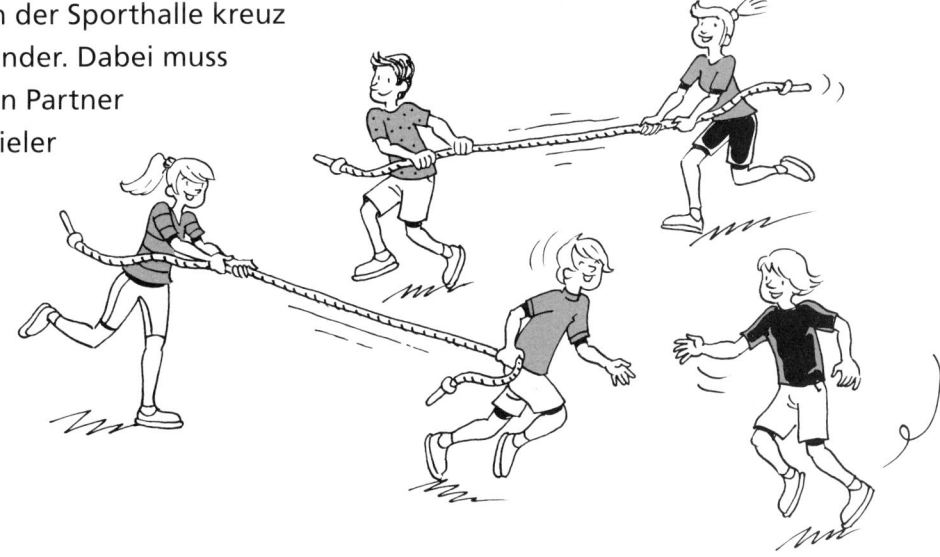

Ran an die Bälle!

 **Gruppengröße:** 8 bis 30

 **Geräte:** mehrere Gymnastik- oder Softbälle, ein kleiner Kasten, Hütchen

 **Spieldauer:** 7 Minuten

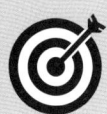 **Ziele:** Herz-Kreislaufaktivierung, Reaktionsfähigkeit

Spielbeschreibung:
In der Mitte des Spielfeldes befindet sich ein Kasten mit Bällen als Depot. Die Spieler laufen kreuz und quer durchs Spielfeld – nur das Kreisfeld mit dem Balldepot dürfen sie nicht betreten. Auf das Startsignal hin versuchen alle Spieler, schnellstmöglich zum Depot zu rennen, um sich einen Ball zu holen und mit ihm durchs Feld zu prellen. Die Spieler, denen es nicht gelungen ist, sich einen Ball zu schnappen, müssen eine Runde um die Außenlinie des Spielfeldes laufen. Hat der letzte Spieler seinen Lauf beendet, legen die anderen ihre Bälle zurück in den Kasten, und eine neue Runde beginnt.

Organisation:
Die Spieler laufen in frei gewählten Wegen innerhalb des Spielfeldes. Dabei sollten sie den Raum bestmöglich ausnutzen.

Variation:
Die Spieler mit Ball (nur mit Softbällen) versuchen, die Laufenden auf der Runde abzuwerfen.

Hinweis:
Es gibt weniger Bälle als Spieler.

Fitness-Check:
Wichtig ist, dass sich die Spieler in einem gleichmäßigen Tempo bewegen, um das Herz-Kreislaufsystem zu aktivieren. Nach dem Startsignal müssen sie für einen Moment schnell reagieren. Danach dominiert wieder das mittlere Belastungstempo. So werden die Spieler sowohl koordinativ als auch ausdauerorientiert auf das Stundenziel vorbereitet.

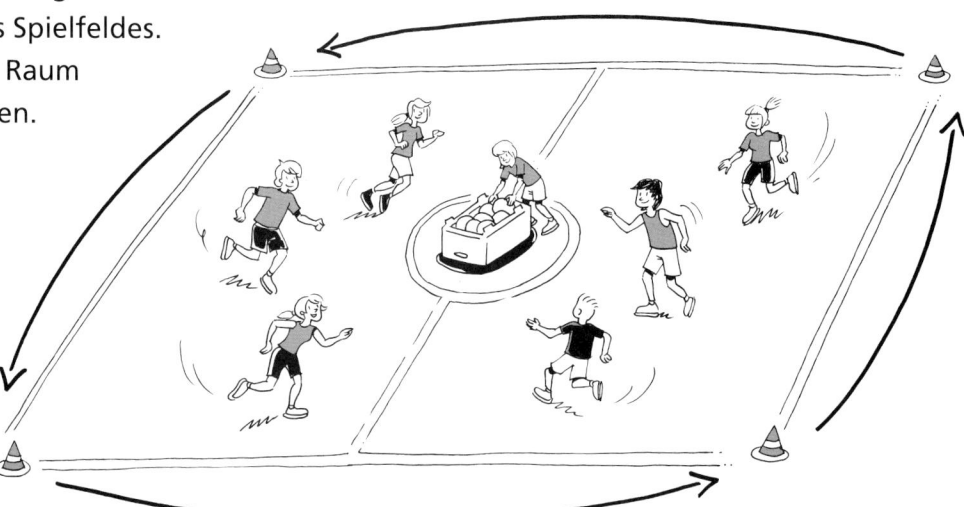

Reifenspiel

 **Gruppengröße:** 6 bis 30

 Geräte: ein Gymnastikreifen pro Spieler, Hütchen

 **Spieldauer:** 7 Minuten

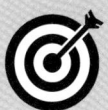 **Ziele:** Herz-Kreislaufaktivierung, Reaktionsfähigkeit, Geschicklichkeit

Spielbeschreibung:
Jeder Spieler läuft innerhalb des Spielfeldes mit einem Gymnastikreifen, den er direkt neben sich rollt. Auf Kommando gibt jeder seinem Reifen einen kleinen Schwung und sucht sich gleichzeitig schnell einen neuen Reifen. Ziel des Spiels ist es, alle Reifen im Feld zu halten und den neuen Reifen noch im Feld zu erreichen.

Organisation:
Die Spieler laufen mit ihrem Reifen an der Seite kreuz und quer durchs Spielfeld.

Variation:
Wenn der Reifen eines Spielers das Spielfeld verlässt, muss dieser erst eine Runde um das Feld laufen, bevor er wieder in das Spielgeschehen einsteigen darf.

Hinweis:
Die Dosierung beim Reifenrollen ist entscheidend für den Erfolg des Spiels.

Fitness-Check:
Indem die Spieler eine zusätzliche, koordinative Aufgabe gestellt bekommen (hier: Reifen rollen), reduzieren sie automatisch ihr Lauftempo. Auf diese Weise erreichen sie eine Laufintensität, die für eine Herz-Kreislaufaktivierung optimal geeignet ist.

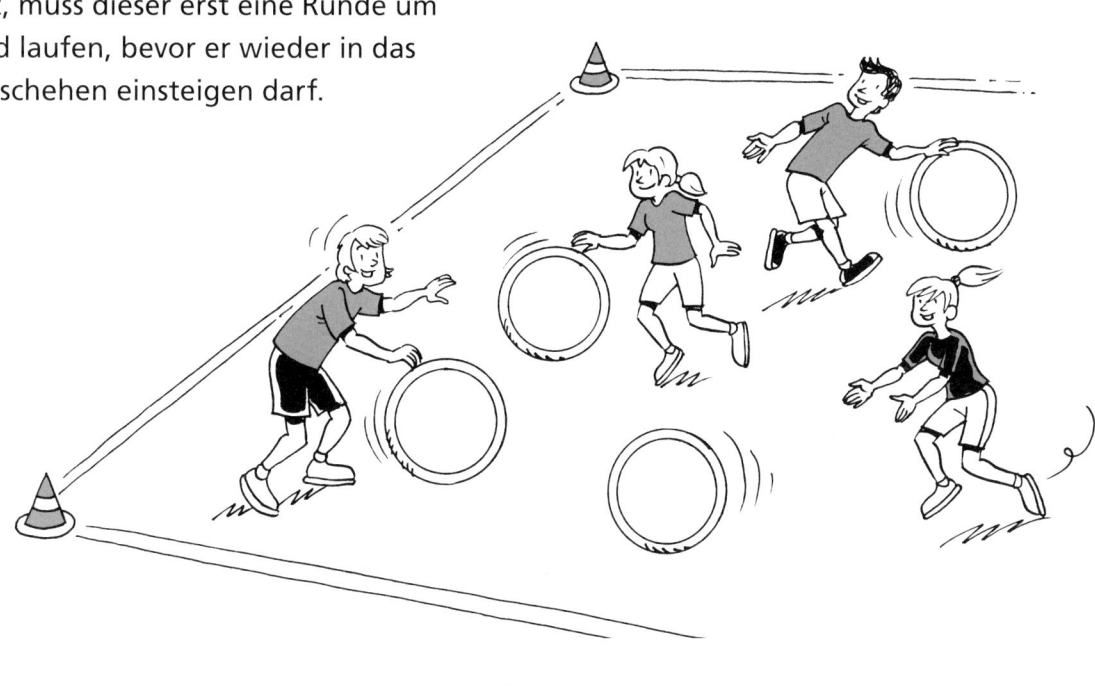

Reifentanz

 **Gruppengröße:**
bis 30

 Geräte:
ein Gymnastikreifen pro Paar

 **Spieldauer:**
7 Minuten

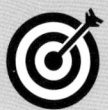 **Ziele:**
Herz-Kreislaufaktivierung, Kooperation

Spielbeschreibung:
Die Spieler gehen zu zweit zusammen. Jedes Paar bekommt einen Reifen. Ein Spieler steht im Reifen, der vom Partner auf Hüfthöhe gehalten wird. Dann beginnen die Paare, durch die Halle zu laufen. Ihre Aufgabe: Der Partner im Reifen darf diesen nicht berühren! Dies gelingt nur, wenn sich der Spieler im Reifen den Richtungswechseln seines Partners anpasst. Die Aufgabe muss also gemeinsam erfüllt werden, sonst hat der Spieler, der sich anpassen muss, keine Chance.

Fitness-Check:
Die mittlere Laufintensität zu Beginn der Übungsstunde aktiviert das Herz-Kreislaufsystem und steigert die Stoffwechselvorgänge in der Muskulatur des gesamten Körpers. Die Spieler werden auf eine intensivere Belastung vorbereitet.

Organisation:
Die Spielerpaare laufen kreuz und quer durch die Halle.

Variation:
Der vordere Spieler im Reifen bestimmt die Bewegungsrichtung. Der Hintermann muss sich seinem Vordermann anpassen.

Hinweis:
Zu Beginn empfiehlt es sich, die Spieler langsame Richtungswechsel durchführen zu lassen.

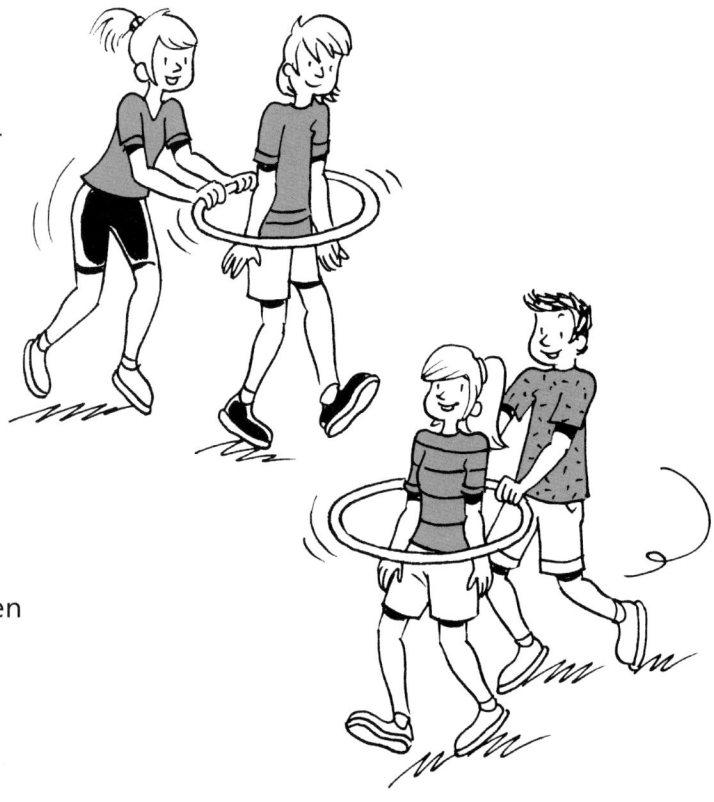

Seilstopp

 **Gruppengröße:**
10 bis 30

 **Geräte:**
ein Gymnastikseil pro Spieler

 **Spieldauer:**
7 Minuten

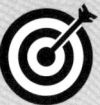 **Ziele:**
Herz-Kreislaufaktivierung, Koordination

Spielbeschreibung:
Jeder Spieler legt ein Gymnastikseil im Feld aus. Sobald die Musik beginnt, bewegen sich alle Spieler nach dem Takt der Musik um die ausgelegten Seile herum. Stoppt die Musik, stellt sich jeder so schnell wie möglich neben einem Seil auf, um eine Bewegungsaufgabe zu erfüllen. Eine solche Aufgabe könnte zum Beispiel lauten: „Balanciere über das Seil" oder „Springe beidbeinig zehn Mal über das Seil". Wenn die Musik erneut ertönt, geht das Spiel weiter – bis die nächste Aufgabe folgt.

Organisation:
Die Spieler bewegen sich im Tennisfeld um die ausgelegten Seile herum.

Variation:
Um das Spiel kooperativer zu gestalten, können Sie sich auch Gruppenaufgaben überlegen: Rufen Sie beim Stopp der Musik zunächst eine Zahl. Nun müssen sich entsprechend viele Spieler zu einer Kleingruppe zusammenfinden. Gemeinsam erfüllen Sie dann eine Aufgabe, zum Beispiel „Legt mit dem Seil und eurem Körper einen Buchstaben".

Hinweis:
Die Seile dürfen nicht zu eng beieinander liegen, damit die Spieler für die Aufgaben ausreichend Platz haben.

Fitness-Check:
Die Musik steuert die Intensität der Belastung, sodass sich die Spieler in einem dosierten Laufrhythmus bewegen.

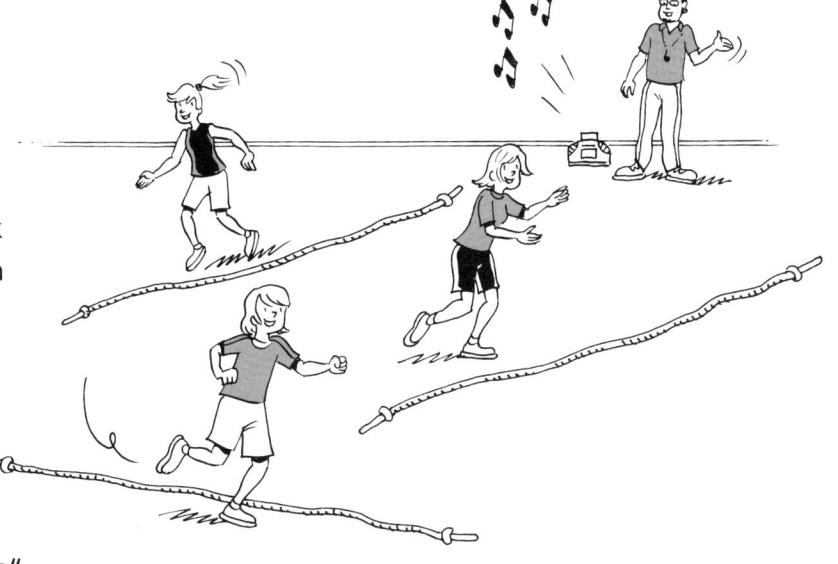

Wortspiel

 **Gruppengröße:**
10 bis 30

 **Geräte:**
Gymnastikbälle

 **Spieldauer:**
7 Minuten

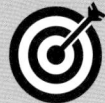 **Ziele:**
Herz-Kreislaufaktivierung,
Kreativität unter Zeitdruck

Spielbeschreibung:

Alle Spieler laufen durch das Feld. Ein Spieler ist in Ballbesitz. Dieser spielt den Ball einem Mitspieler zu und ruft dabei einen Begriff zu einem vorgegebenen Thema, zum Beispiel „Säugetiere". Ruft nun der erste Spieler „Elefant" und wirft den Ball weiter, so muss der nächste sich für seine Ballweitergabe ein Tier überlegen, dessen Namen mit dem letzten Buchstaben des ersten Tieres beginnt (hier „Tiger"). Ziel ist es, den Ball immer schnell weiterzuspielen und sich passende Begriffe zuzurufen.

Organisation:

Die Spieler bewegen sich frei durch das Spielfeld. Am besten eignet sich hierfür das Basketballfeld.

Variation:

Die Reihenfolge der Ballweitergabe wird im Vorfeld festgelegt. Dazu stellen sich die Spieler vor Spielbeginn in einem Kreis auf und merken sich ihren rechten Nebenmann, dem sie im späteren Spielverlauf fortwährend den Ball zupassen.

Hinweis:

Passen Sie das Wortspiel auf die Altersgruppe der Spieler ab.

Fitness-Check:

Neben der Herz-Kreislaufaktivierung, wird bei dieser Spielform die Kreativität geschult. Die unterschiedlichen Laufformen (vorwärts laufen – rückwärts laufen – Sidesteps – Hopserläufe usw.) bereiten die Spieler optimal auf die Übungsstunde vor.

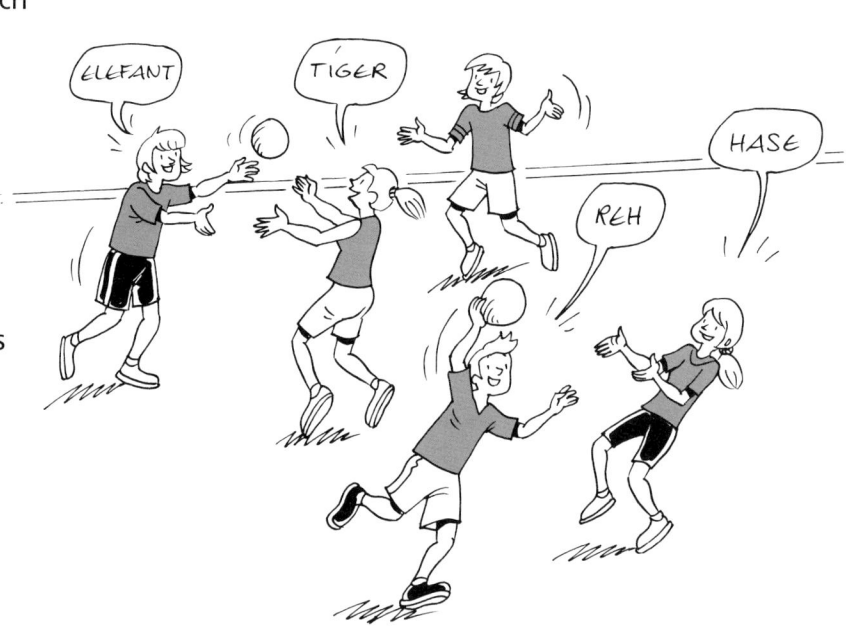

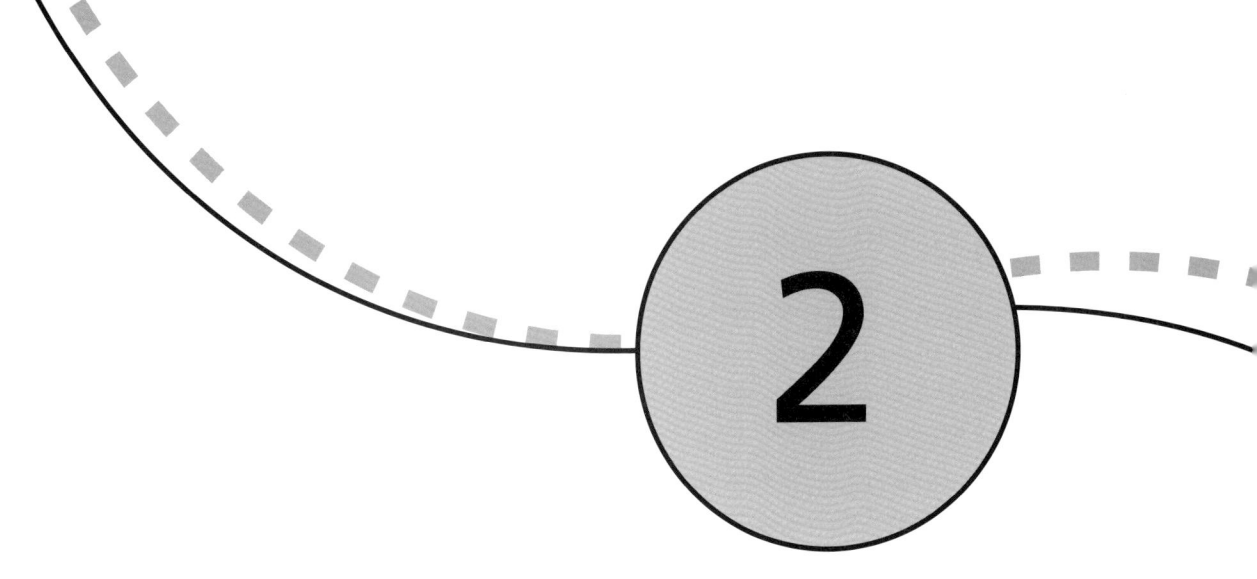

Koordinations- und Beweglichkeitsspiele

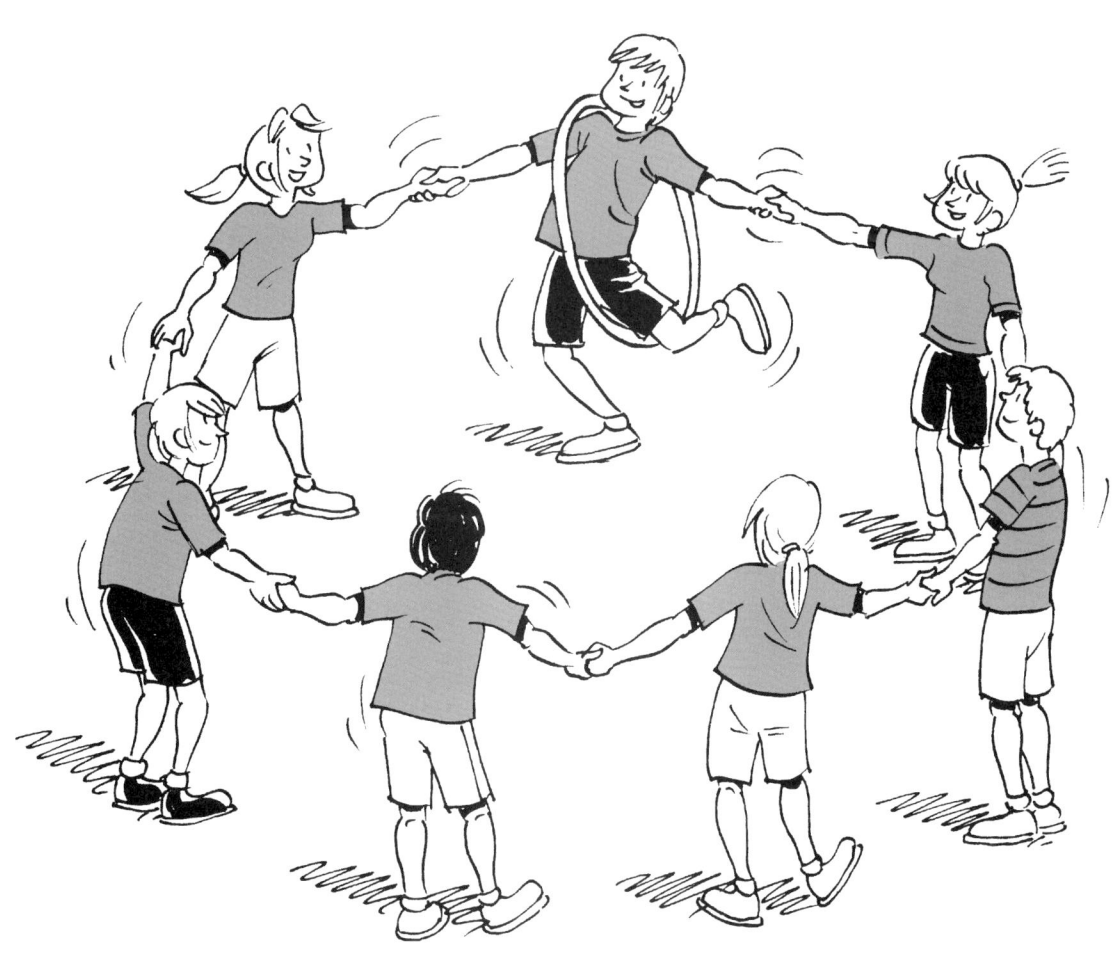

2 Koordinations- und Beweglichkeitsspiele

Bei den Spielen zur Verbesserung der Koordination und Beweglichkeit steht die **optimale Durchführung der Bewegung** im Mittelpunkt. Die **Schwierigkeit** bei Spielformen im koordinativen Bereich ist der **Zeitdruck**. Die Spieler sollen – trotz dieser zeitlichen Herausforderung – eine möglichst ökonomische Bewegung zeigen. Die Beweglichkeit wird normalerweise über Dehnungs- und Mobilisationsübungen verbessert. Allerdings haben Spielformen, die auf Verbesserungen im koordinativen Bereich abzielen, häufig einen Gelenk mobilisierenden und Muskel dehnenden Charakter. Die Spielformen im Bereich der Koordination bewirken durch ihre Dynamik auch eine Verbesserung der Beweglichkeit.

Die **koordinativen Fähigkeiten** befähigen den Menschen, **motorische Aktionen** in vorhersehbaren und unvorhersehbaren Situationen **sicher und ökonomisch zu beherrschen** und sportliche Bewegungen schnell zu erlernen. Mit der Förderung der koordinativen Fähigkeiten kann daher eigentlich nicht früh genug begonnen werden. Dazu zählen …

- ✘ Orientierungsfähigkeit
- ✘ Gleichgewichtsfähigkeit
- ✘ Rhythmisierungsfähigkeit
- ✘ Kopplungsfähigkeit
- ✘ Differenzierungsfähigkeit
- ✘ Antizipationsfähigkeit
- ✘ Reaktionsfähigkeit
- ✘ Umstellungsfähigkeit

Eine gute Bewegungskoordination wirkt sich in vielfacher Weise positiv auf die sportliche Leistungsfähigkeit aus. Vielseitigkeit ist eine Art Lebensversicherung für Langzeiterfolge.

Die vorliegende Spielauswahl liefert Ihnen Anregungen für eine ausgewogene und vielseitige Schulung der Beweglichkeit und Koordination. Folgende Spiele finden Sie in diesem Kapitel:

- ✘ Chinesenstaffel
- ✘ Gruppenrhythmus
- ✘ Kein Reifen darf sterben!
- ✘ Königsprellen
- ✘ Koordinationsstaffel
- ✘ Powerball
- ✘ Reifenwanderung
- ✘ Viereckslauf
- ✘ Wettwanderball
- ✘ Zwillingssprünge

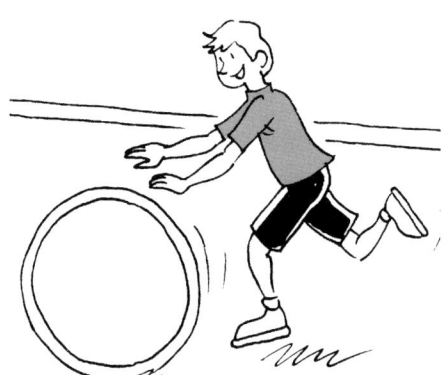

Chinesenstaffel

 **Gruppengröße:**
6 bis 24

 **Geräte:**
pro Staffelgruppe 3 Stäbe und mehrere Slalomhütchen

 **Spieldauer:**
7 Minuten

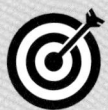 **Ziele:**
Kopplungsfähigkeit, Differenzierungsfähigkeit

Spielbeschreibung:
Bei diesem Staffelspiel zeigt sich, wer den Stab schnell und mit Geschick durch einen Parcours balancieren kann. Dazu werden zwei gleich große Teams gebildet, die gegeneinander antreten. Die beiden ersten Läufer nehmen in jede Hand einen Stab und versuchen auf das Startsignal hin, einen am Boden liegenden Stab durch einen Parcours mit Hütchen zu führen. Gelingt dies einem Läufer fehlerfrei, so übergibt er die Stäbe an den nächsten Staffelläufer. Das Team, das am schnellsten durch den Parcours kommt, gewinnt.

Organisation:
Die Teams starten nebeneinander zum Staffelrennen.

Variation:
Die Spieler legen sich den Stab quer über die beiden anderen Stäbe und versuchen, ihn so durch den Parcours zu balancieren.

Hinweis:
Um möglichst viel Bewegung im Spiel zu halten, sollten Sie möglichst viele Gruppen mit wenigen Läufern bilden.

Fitness-Check:
Das Geschicklichkeitsspiel mit den Stäben verbessert die Motorik der Spieler, wovon der Einzelne in vielen Sport- und Alltagssituationen profitieren kann.

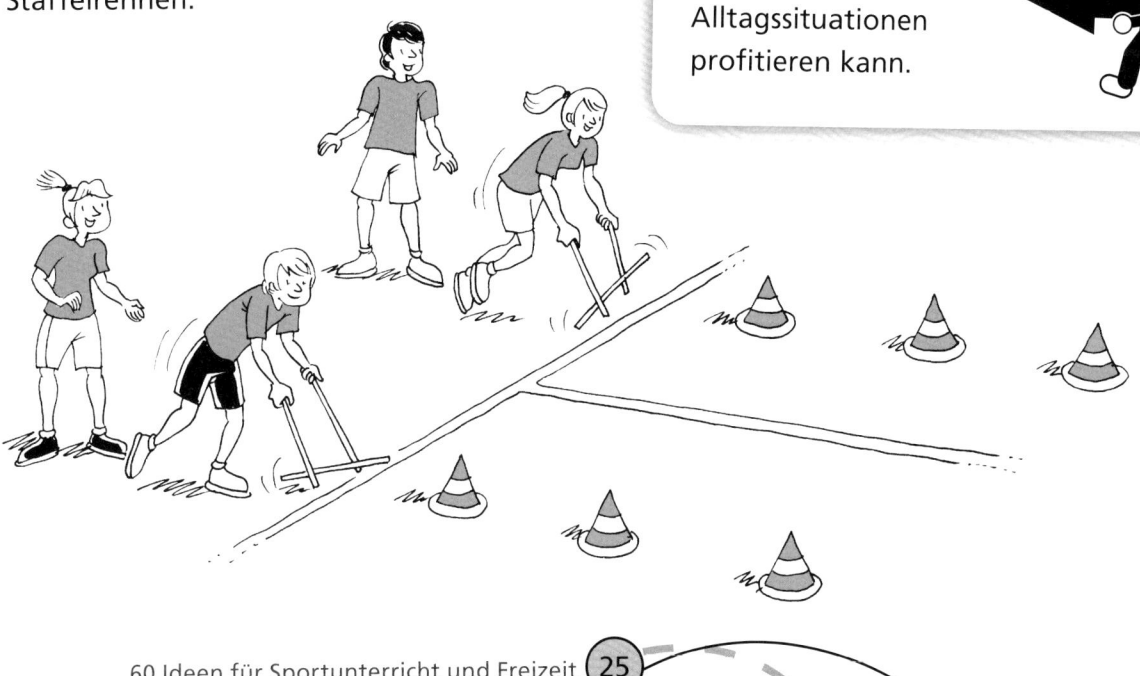

Gruppenrhythmus

 **Gruppengröße:**
8 bis 30

 Geräte:
mehrere Seile, die zu einem oder mehreren langen Seilen zusammengebunden werden

 **Spieldauer:**
7 Minuten

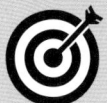 **Ziele:**
Rhythmisierungsfähigkeit, Orientierungsfähigkeit

Spielbeschreibung:

Zunächst wird aus mehreren kleinen Seilen ein langes Seil gebildet. Zwei Spieler schwingen das lange Seil, während möglichst viele Mitspieler versuchen, gleichzeitig über das lange Seil zu springen. Eine Aufgabe könnte dabei lauten: „Gelingt es sechs Spielern, eine Minute lang im Gruppenrhythmus ohne Fehler über das Seil zu springen?"

Organisation:

Gibt es mehrere Teams, stellen sich diese am besten nebeneinander auf, sodass Sie als Spielleiter das Geschehen besser überblicken können.

Variation:

Bilden Sie zwei oder drei Teams, die gegeneinander antreten: Welches Team kann am längsten fehlerfrei springen?

Hinweis:

Bevor der Wettkampf startet, dürfen die Spieler das gemeinsame Springen ausprobieren.

Fitness-Check:

Die Anpassung an einen Bewegungsrhythmus schult die motorischen Grundfähigkeiten und erweitert das koordinative Leistungsvermögen. Das bildet eine gute Basis für das Erlernen neuer Bewegung.

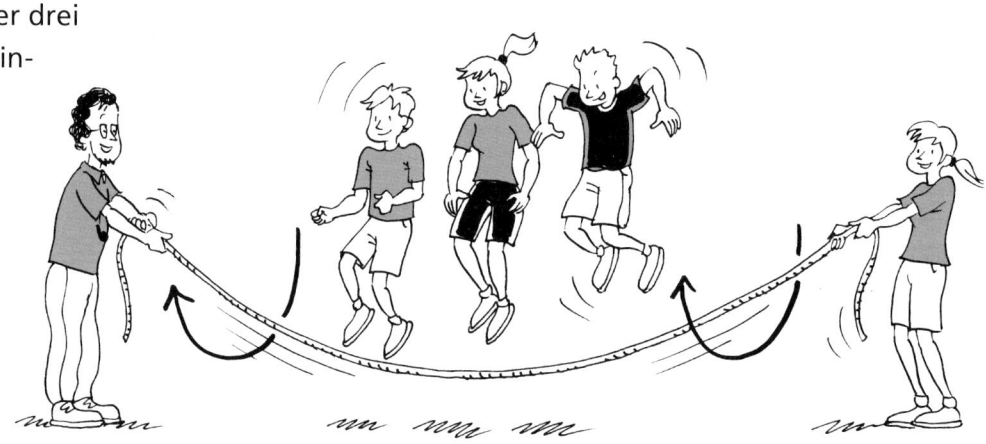

Koordinations- und Beweglichkeitsspiele

Kein Reifen darf sterben!

 **Gruppengröße:**
8 bis 30

 **Geräte:**
ein Gymnastikreifen pro Spieler,
weitere Reifen für den Spielleiter

 **Spieldauer:**
7 Minuten

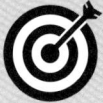 **Ziele:**
Orientierungsfähigkeit,
Differenzierungsfähigkeit

Spielbeschreibung:
Die Spieler verteilen sich in der gesamten Halle. Jeder hat einen Reifen in der Hand. Auf das Startzeichen hin drehen alle ihren Reifen an. Nun versuchen die Spieler, jeden Reifen wieder anzudrehen, damit keiner „tot" am Boden liegen bleibt. Gleichzeitig wird Schritt für Schritt der Schwierigkeitsgrad erhöht, indem neue Reifen ins Spiel gebracht werden. Ziel der Spieler ist es, alle Reifen mindestens zwei Minuten lang in Bewegung zu halten.

Organisation:
Alle Spieler sind in der Halle verteilt.

Hinweis:
Geben Sie immer wieder die Zwischenzeit durch, damit es schön spannend bleibt.

Fitness-Check:
Neben der Verbesserung der Motorik wird bei dieser Spielform auch das Herz-Kreislaufsystem aktiviert. Bei regelmäßigem Training verbessern die Spieler ihre Koordination und ihre aerobe Ausdauer.

Variation:
Es werden zwei Teams gebildet, die jeweils nur die Reifen ihrer Farbe durch Andrehen in Bewegung halten. Das Team, das seine Reifen am längsten in Bewegung halten kann, gewinnt.

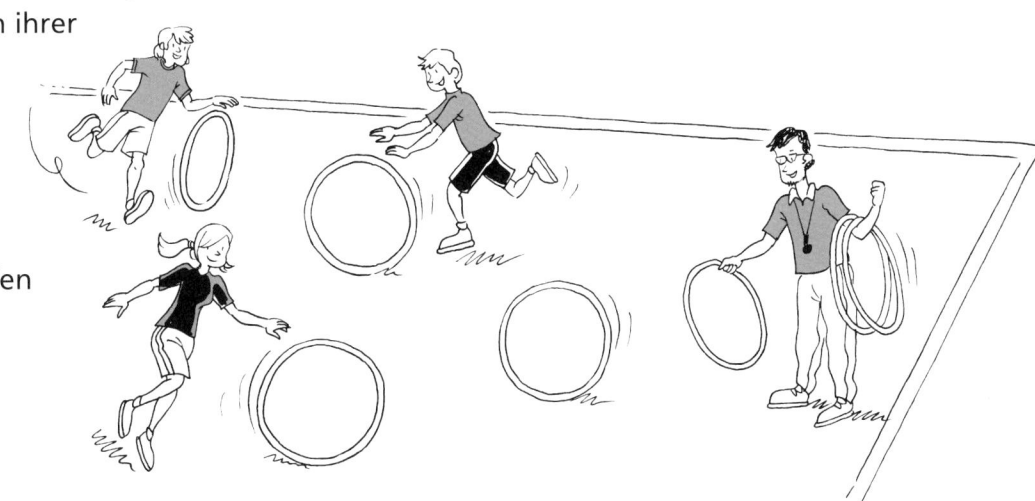

2 Koordinations- und Beweglichkeitsspiele

Königsprellen

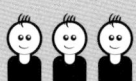 **Gruppengröße:**
bis 20

 **Geräte:**
ein Ball pro Spieler, Hütchen

 **Spieldauer:**
10 Minuten

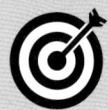 **Ziele:**
Differenzierungsfähigkeit, Kopplungsfähigkeit, Orientierungsfähigkeit

Spielbeschreibung:
Teilen Sie die gesamte Halle in vier Felder ein. Jeder Spieler hat einen Ball und prellt diesen im ersten Feld. Gleichzeitig versuchen die Spieler, den anderen Mitspielern den Ball wegzuschlagen. Wer seinen Ball verliert, muss von Feld 1 in Feld 2 wandern. Dort beginnt das Spiel von Neuem: den eigenen Ball verteidigen und den Mitspielern den Ball wegschlagen. Wer in Feld 2 seinen Ball von einem Mitspieler abgeluchst bekommt, rückt in Feld 3 vor und beim nächsten Ballverlust in Feld 4. Sieger ist der letzte Überlebende von Feld 1. Wer in Feld 4 den Ball verliert, darf dort bleiben und weiterspielen.

Organisation:
Die Halle ist mit Markierungsstangen oder Hütchen in vier nebeneinander liegende Spielfelder eingeteilt.

Variation:
Geben Sie verschiedenfarbige Bälle aus. Spieler mit der gleichen Ballfarbe dürfen sich ihre Bälle nicht gegenseitig wegschlagen. So kann es am Ende mehrere Sieger geben.

Hinweis:
Spielen Sie das Spiel mit einer vorgegebenen Spielzeit: Wer sich nach drei Minuten noch in Feld 1 befindet, zählt zu den Siegern.

Fitness-Check:
Durch die geschickten Körperbewegungen beim Verteidigen bzw. Angreifen und der darauf angepassten Ballführung verbessert sich die Motorik der Spieler. Alltagssituationen und sportliche Belastungen können so leichter bewältigt werden, zum Beispiel überraschende Situationen im Straßenverkehr oder bei Ballspielen.

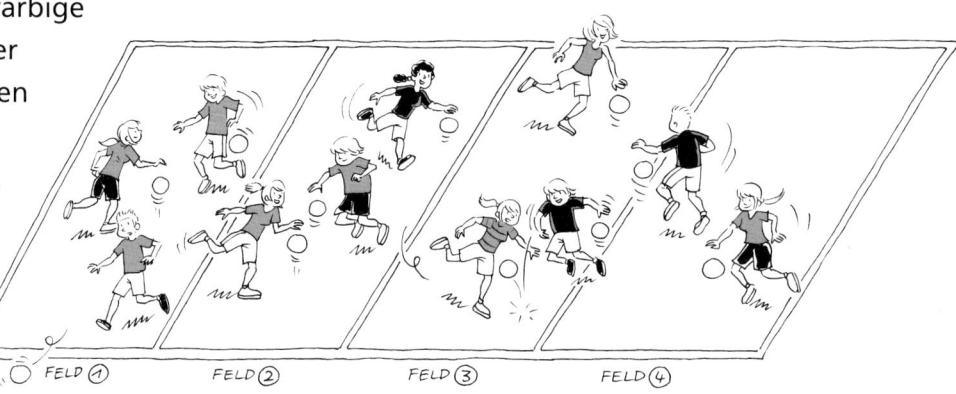

Koordinations- und Beweglichkeitsspiele 2

Koordinationsstaffel

 **Gruppengröße:**
6 bis 25

 **Geräte:**
ein Ball, eine Bank, Hütchen und ein Seil pro Team

 **Spieldauer:**
7 Minuten

 **Ziele:**
Gleichgewichtsfähigkeit, Differenzierungsfähigkeit, Rhythmisierungsfähigkeit

Spielbeschreibung:
Die Spieler finden sich zu mehreren Teams zusammen, die zu einem Staffellauf gegeneinander antreten. Die Aufgabe: den Ball durch vier Hütchen prellen, ihn in einem Tennisring ablegen, über eine umgedrehte Bank balancieren, anschließend fünf Seilsprünge absolvieren, über die Bank zurückbalancieren, den Ball wieder aufnehmen, durch die Hütchen prellen und an den Nächsten abgeben. Welches Team ist am schnellsten?

Organisation:
Die Spieler teilen sich in möglichst kleine Teams auf, sodass der Einzelne bei mehreren Durchläufen öfters zum Einsatz kommt. Die Staffelparcours werden längs zur Halle aufgebaut.

Hinweis:
Passen Sie den Schwierigkeitsgrad der Aufgaben entsprechend dem Leistungsniveau Ihrer Gruppe an. Die Übungen müssen vertraut sein!

Fitness-Check:
Die vielseitige Aufgabenstellung erfordert von den Spielern eine schnelle und geschickte Informationsverarbeitung unter Zeitdruck. Eine solche Schulung bringt Vorteile für den Sport und den Alltag, zum Beispiel im Straßenverkehr.

Variation:
Statt zu prellen, wird der Ball am Fuß durch die Hütchen geführt. Beim Balancieren über die Bank wird der Ball in der Hand gehalten und anstatt Seil zu springen, muss der Ball gegen die Wand geworfen und wieder gefangen werden.

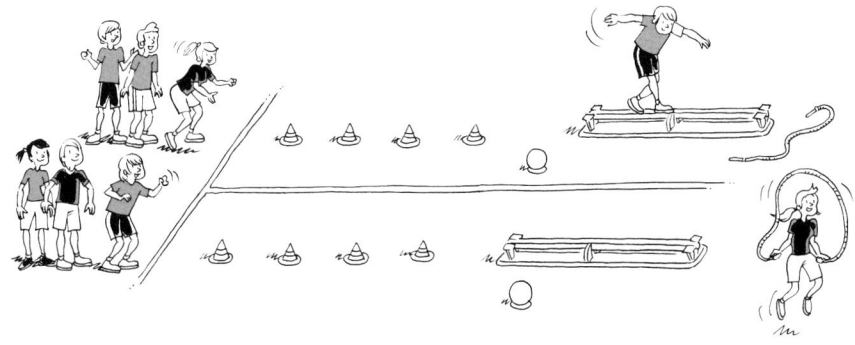

2 Koordinations- und Beweglichkeitsspiele

Powerball

 **Gruppengröße:**
8 bis 30

 **Geräte:**
mehrere Bänke und kleine Kästen, Hütchen, etwa 20 Bälle

 **Spieldauer:**
12 Minuten

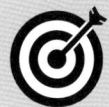 **Ziele:**
Orientierungsfähigkeit, Reaktionsfähigkeit, Differenzierungsfähigkeit

Spielbeschreibung:
Zwei Teams stehen sich in zwei voneinander abgetrennten Spielfeldern gegenüber und versuchen, möglichst viele Bälle über die Grundlinie des gegnerischen Teams zu rollen. Die Bälle dürfen nur mit den Händen über den Boden gerollt und nicht mit dem Fuß gespielt werden. Gestoppt werden können die Bälle mit allen Körperteilen. Sieger ist das Team, das nach Ablauf der Spielzeit, die meisten Bälle über die gegnerische Linie gerollt hat.

Organisation:
Die Mittellinie des Spielfeldes wird mit umgedrehten Bänken, die auf Kästen aufliegen, markiert. An der Grundlinie stehen jeweils zwei Hütchen. Die Spielfeldgröße ist abhängig von der Spielerzahl. Powerball können Sie auch mit großen Gruppen – bis zu 15 Spielern pro Team – spielen. Die Spielzeit beträgt 4 x 3 Minuten.

Hinweis:
Spielen Sie Powerball zum ersten Mal mit Ihrer Gruppe, dann beginnen Sie zunächst mit drei bis vier Bällen und bringen erst nach und nach immer mehr Bälle ins Spiel.

Fitness-Check:
Bei dieser Spielform wird besonders das räumliche Sehen unter Zeitdruck trainiert – eine wichtige Fähigkeit in vielen Alltagssituationen. Räumliches Sehen ist beispielsweise notwendig für eine sichere Teilnahme am Straßenverkehr. Denn gerade hier nehmen wir einen großen Teil der Informationen über die Augen wahr: entgegenkommende Fahrzeuge, andere Verkehrsteilnehmer wie Radfahrer oder Fußgänger, Verkehrsschilder, Hindernisse auf der Straße usw.

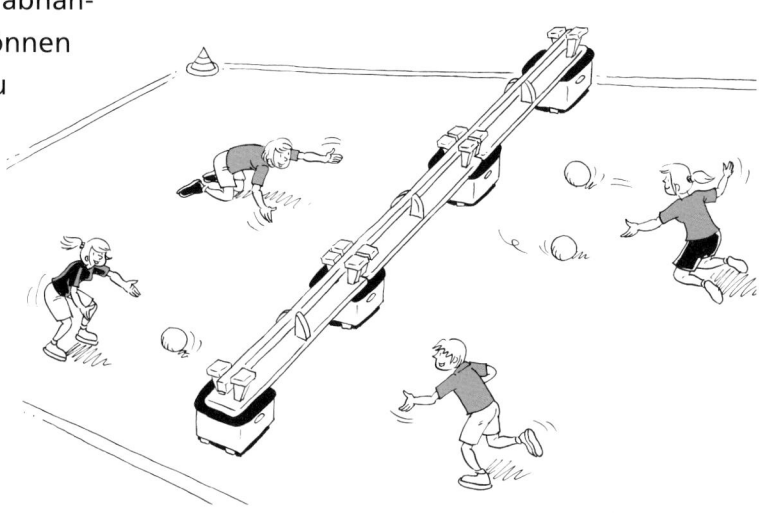

Reifenwanderung

Koordinations- und Beweglichkeitsspiele

 **Gruppengröße:** 10 bis 30

 **Geräte:** ein oder mehrere Reifen pro Team

 **Spieldauer:** 5 Minuten

 **Ziele:** Beweglichkeit, Kopplungsfähigkeit

Spielbeschreibung:
Die Spieler bilden zunächst gleich große Teams. Die Spieler eines Teams stellen sich in einem Kreis auf und fassen sich an den Händen. Jedes Team versucht nun, den Reifen einmal im Kreis „wandern" zu lassen, ohne dass sich dabei ihre Hände lösen. Es gewinnt das Team, dessen Reifen als Erstes wieder bei dem Spieler ankommt, bei dem die Reifenwanderung begonnen hat.

Organisation:
Die Teams stellen sich in Kreisform nebeneinander auf. So können Sie den Spielverlauf genau beobachten.

Variation:
Pro Team werden drei Reifen hintereinander losgeschickt. Die Reifen dürfen sich nicht einholen.

Hinweis:
Brillenträger sollten ihre Brillen ablegen!

Fitness-Check:
Bei dieser Spielform sind kreative Bewegungsabläufe gefragt. Solche vielseitigen Beweglichkeitsformen verbessern die Gelenkreichweite. Bewegungseinschränkungen können so – insbesondere im Bereich der Wirbelsäule – vorgebeugt werden.

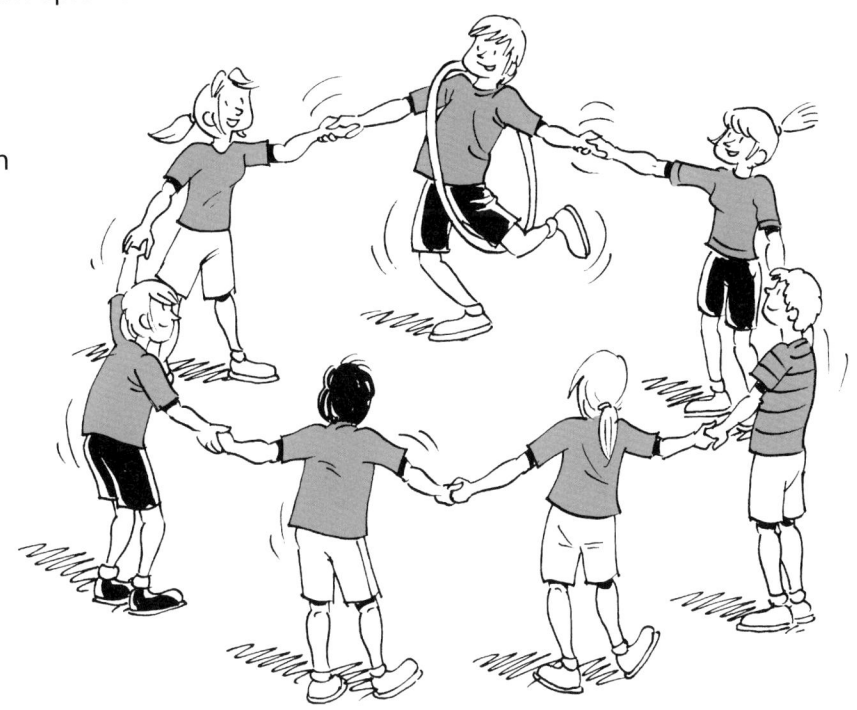

Viereckslauf

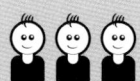 **Gruppengröße:**
6 bis 24

 **Geräte:**
4 Hütchen

 **Spieldauer:**
10 Minuten

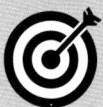 **Ziele:**
Laufrhythmus, Zeitgefühl

Spielbeschreibung:

Die Spieler teilen sich in verschiedene Teams auf, die sich jeweils an einer Ecke des Spielfeldes aufstellen. Nach dem Startpfiff erhalten die Teams alle sechs Sekunden ein Signal. In dieser Zeit laufen die Teams eine Bahn entlang einer Spielfeldseite ab. Schießt ein Team vor Ablauf der Zeit über die Markierung hinaus, müssen sie beim nächsten Versuch ihr Tempo reduzieren. Nach zehn Signalen versucht dann jedes Team, das zuvor eingeübte Tempo selbstständig zu halten. Während die Teams ihren Viereckslauf absolvieren, kontrollieren Sie den Zeittakt der einzelnen Teams. Nach zehn weiteren Laufstrecken ohne Signal ertönt schließlich der Schlusspfiff. Welches Team konnte den Rhythmus am besten halten?

Organisation:

Für den Viereckslauf ist ein quadratisches Spielfeld mit Hütchen markiert. Die Teams starten an jeweils einer Ecke des Quadrats.

Variation:

Variieren Sie das Lauftempo der Teams durch die Sekundenvorgabe.

Hinweis:

Vergessen Sie nicht, eine Trillerpfeife und eine Stoppuhr für den Viereckslauf bereitzuhalten!

Fitness-Check:

Durch die dauerhafte Laufbelastung stellen sich positive Anpassungen im Herz-Kreislaufsystem ein. Diese spezielle Schulung der Rhythmisierungsfähigkeit verbessert die Körperwahrnehmung. Die Spieler können diese Bewegungserfahrung in anderen Situationen anwenden, wenn es um das Zeitgefühl geht.

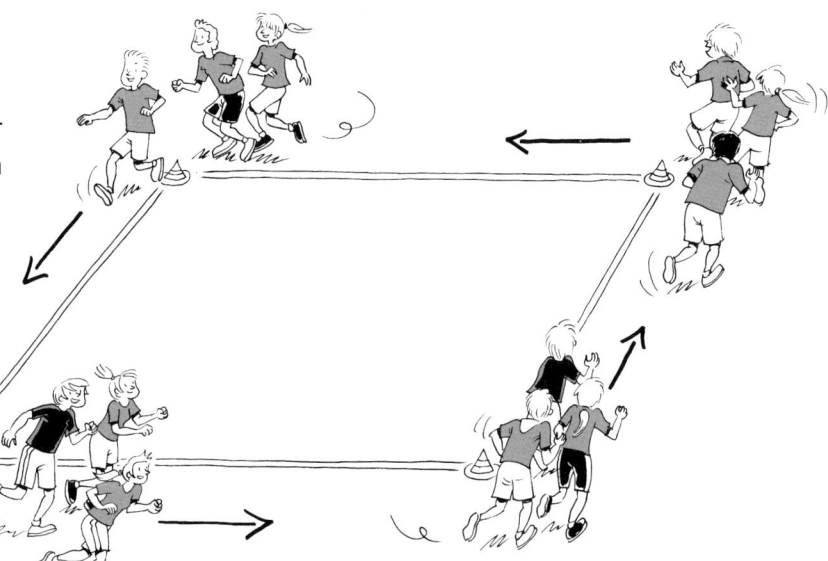

Koordinations- und Beweglichkeitsspiele

Wettwanderball

 **Gruppengröße:**
6 bis 20

 **Geräte:**
2 Bälle

 **Spieldauer:**
10 Minuten

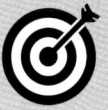 **Ziele:**
Orientierungsfähigkeit, Differenzierungsfähigkeit

Spielbeschreibung:
Alle Spieler stellen sich im Kreis auf. Nun werden zwei Teams gebildet. Dazu zählen die Spieler im Wechsel – immer auf eins und zwei – durch. Jeder Spieler hat nun zwei Gegner neben sich stehen. In einem Probedurchgang wirft sich jedes Team den Ball zu, um sich den Weg des Balles einzuprägen. Beim Wettspiel versucht jedes Team, den eigenen Ball so schnell wie möglich weiterzuwerfen und so den gegnerischen Ball zu überholen.

Fitness-Check:
Mit dem Drehen des Oberkörpers beim Werfen des Balles werden die Wirbelsäule und die Schultergelenke gelockert und dadurch die Beweglichkeit verbessert.

Organisation:
Die Spieler sollten sich in einem möglichst großen Kreis aufstellen, damit auch eine gewisse Wurfdistanz vorhanden ist.

Variation:
Rufen Sie das Kommando „Wechsel", müssen beide Teams die Wurfrichtung ändern.

Hinweis:
Die Bälle sollten unterschiedliche Farben haben, damit sie von den Teams nicht verwechselt werden.

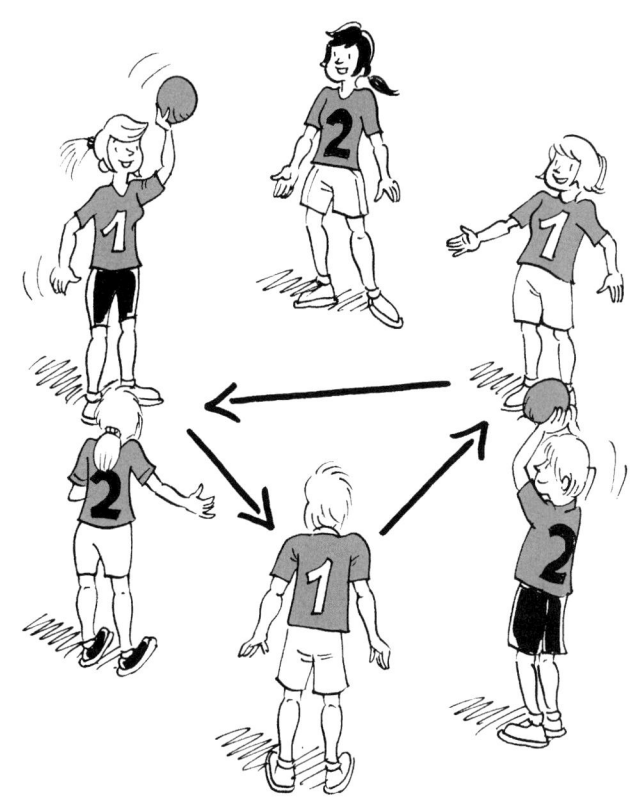

2 Koordinations- und Beweglichkeitsspiele

Zwillingssprünge

 **Gruppengröße:** 4 bis 30

 **Geräte:** ein Seil pro Paar

 **Spieldauer:** 7 Minuten

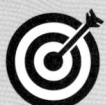 **Ziele:** Rhythmisierungsfähigkeit, Kopplungsfähigkeit

Spielbeschreibung:
Die Spieler gehen zu zweit zusammen. Ein Partner schwingt das Seil, der andere steht hinter ihm. Beide müssen gleichzeitig über das schwingende Seil springen. Nach einer kurzen Probephase starten alle Teams auf Kommando gleichzeitig. Wer einen Fehler macht, scheidet aus. Das Zwillingspaar, das am längsten fehlerfrei springen kann, ist Sieger.

Fitness-Check:
Das Seilschwingen lockert die Schultergelenke und beugt damit einer Bewegungseinschränkung vor.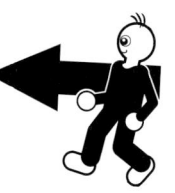

Organisation:
Die Paare sind in der ganzen Halle verteilt, damit sie sich gegenseitig nicht behindern.

Variation:
Die Paare stellen sich nebeneinander auf. Beide halten ein Seilende fest und versuchen, die Zwillingssprünge nebeneinander zu absolvieren.

Hinweis:
Nach jedem Durchgang wird der Partner gewechselt, damit es abwechslungsreich bleibt.

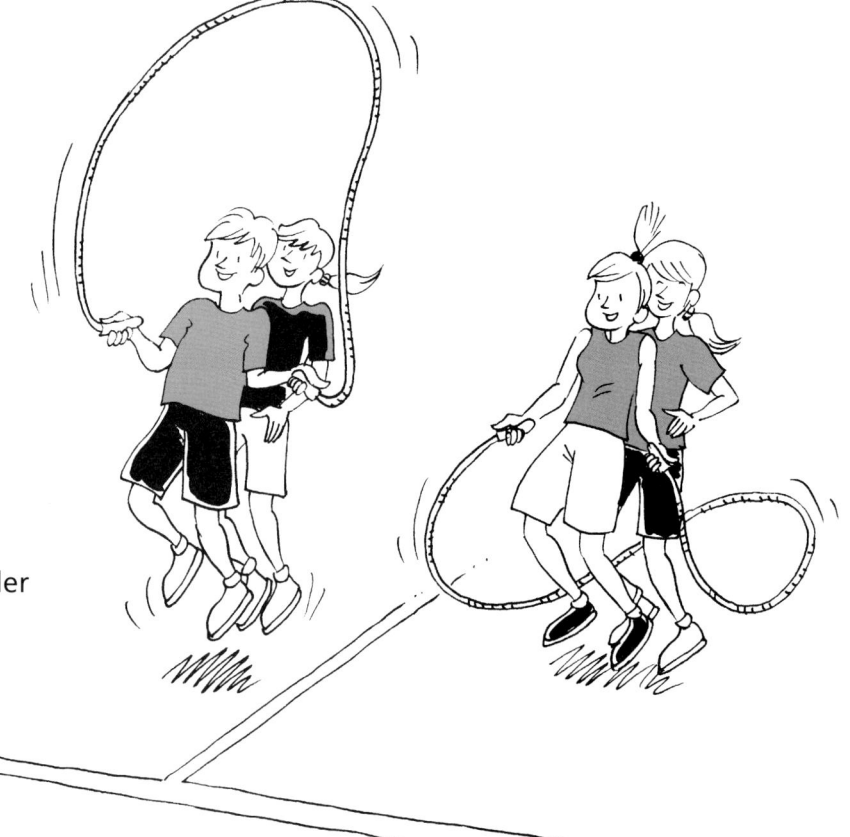

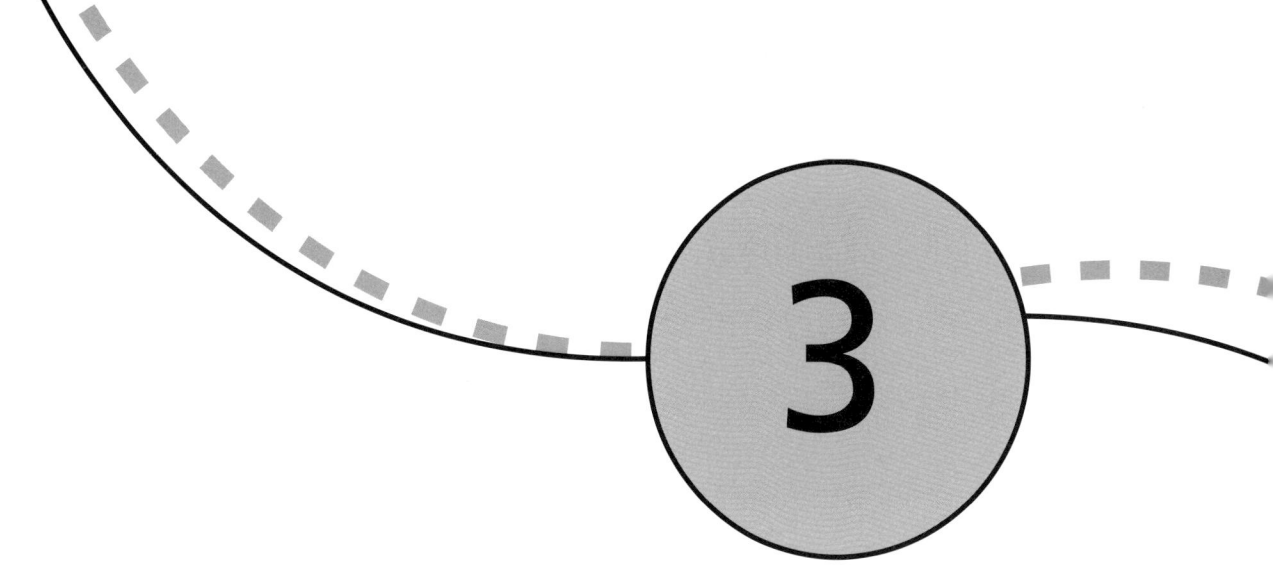

Schnelligkeitsspiele

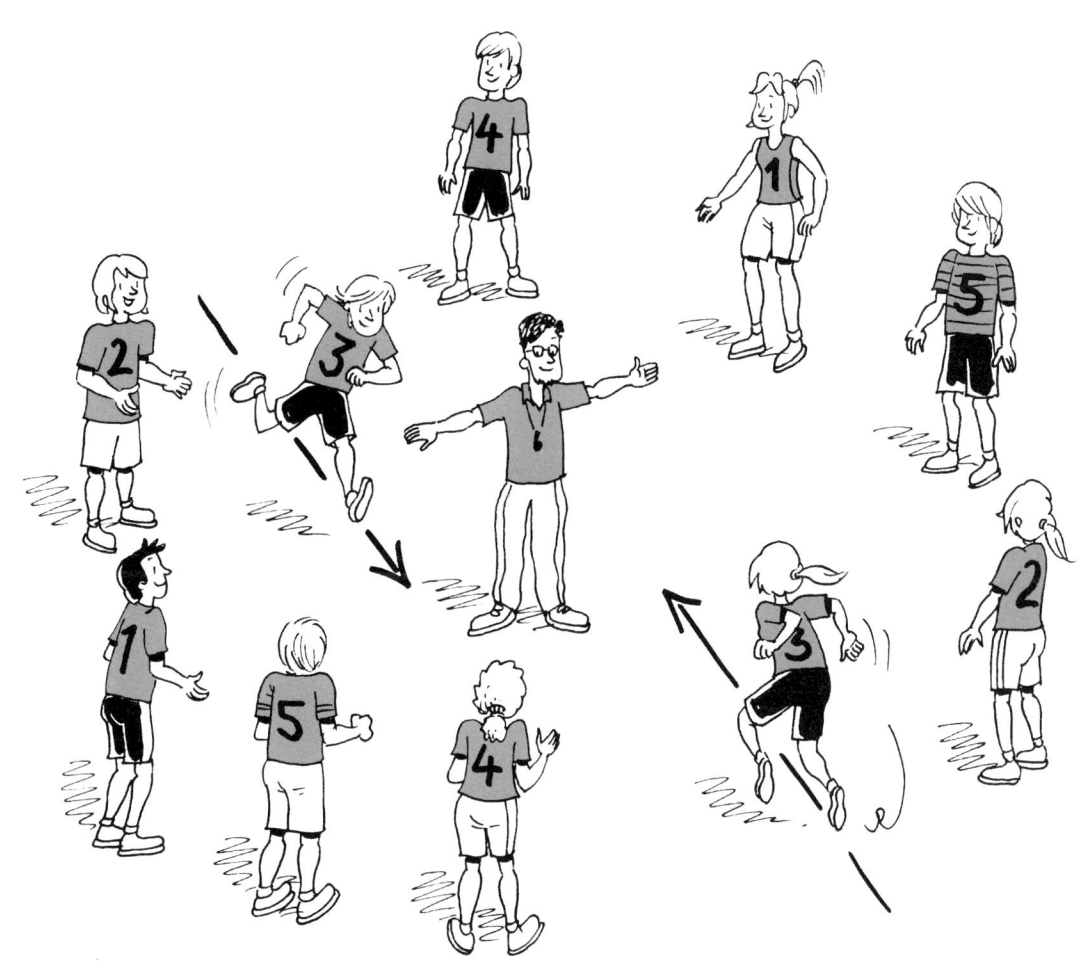

3 Schnelligkeitsspiele

Spiele, die die Schnelligkeit trainieren, sind sowohl bei Kindern als auch bei Jugendlichen sehr beliebt. Aus trainingsmethodischer Sicht sollte beachtet werden, dass die **Spieler schnellstmöglich**, d.h. mit einer 100-%igen Belastungsintensität **agieren**. Damit es nicht zur Laktatbildung kommt, sollte die Belastungsdauer nicht länger als 7 Sekunden sein und nach der Schnelligkeitsbelastung eine ausreichende Pause eingelegt werden.
Die Schnelligkeit gliedert sich in die beiden Teilbereiche Reaktions- und Aktionsschnelligkeit auf. Bei der **Reaktionsschnelligkeit** geht es um die **schnellstmögliche Reizbeantwortung**, wohingegen bei der **Aktionsschnelligkeit** die **schnellstmögliche Bewegungsausführung** gefragt ist. Die besten Leistungssteigerungen der Schnelligkeit lassen sich bei Kindern im Alter zwischen 9 und 11 Jahren erzielen. Insbesondere die Bewegungsfrequenz entwickelt sich in dieser Phase sehr stark. Da sich in diesem Alter parallel auch die Koordination gut verbessert, kann eine Optimierung der gesamten Bewegungsqualität erreicht werden. Im Jugendalter ist eine weitere Steigerung der Schnelligkeit zu erwarten, weil in dieser Zeit eine positive Kraftentwicklung einsetzt. Eine vielseitige Schnelligkeitsschulung enthält immer Spiel- und Übungsformen zur Reaktions- und Aktionsschnelligkeit. Gestalten Sie abwechslungsreiche Übungsstunden mit Startsignalen, die alle Sinne (akustisch, optisch, taktil) ansprechen. Gleichzeitig motivieren die hier vorgestellten Spiele durch ihren Wettkampfcharakter die Spieler zu einer hohen Belastungsintensität.
Folgende Spiele finden Sie in diesem Kapitel:

- ✘ Bingospiel
- ✘ Daumenspiel
- ✘ Fangen mit Abwerfen
- ✘ Foppen und Fangen
- ✘ Geheimer Fänger
- ✘ Nummernsprint
- ✘ Schere-Stein-Papier
- ✘ Seiljagd
- ✘ Versteckte Bälle finden
- ✘ Wechseljagd

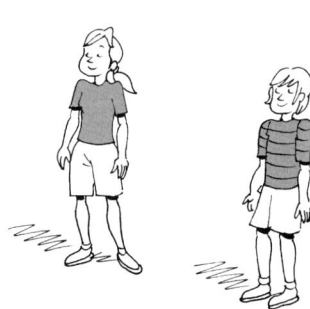

Bingospiel

 **Gruppengröße:**
8 bis 24

 **Geräte:**
ein Bingospielplan pro Team, Hütchen, Zahlkarten

 **Spieldauer:**
10 Minuten

 **Ziele:**
Reaktionsschnelligkeit, Aktionsschnelligkeit

Spielbeschreibung:

Die Spieler bilden Teams mit vier bis sechs Spielern. Jedes Team bekommt einen Bingospielplan, der aus fünf Zahlenreihen mit jeweils fünf Ziffern besteht. Hinter einer Wendemarke (Hütchen) liegen für jedes Team Zahlenkarten bereit.

Auf das Startsignal hin rennt der erste Spieler los, schnappt sich an der Wendemarke eine Zahlenkarte, läuft zurück und legt die Karte auf die passende Ziffer im Bingospielplan. Dann übergibt er durch Handschlag an den nächsten Spieler seines Teams. Hat ein Team eine Fünfer-Reihe – senkrecht, diagonal oder waagrecht – auf dem Spielplan komplett, ruft es laut „Bingo" und ist damit Sieger des Spiels.

Organisation:

Die Teams stellen sich hinter einer Startlinie nebeneinander auf. In einiger Entfernung befindet sich für jedes Team eine Wendemarke, die mit einem Hütchen markiert ist.

Hinweis:

Der Spielplan muss jeweils seitlich liegen, damit die Spieler nicht darüber stolpern.

Fitness-Check:

Bei diesem Spiel trainieren die Spieler besonders ihre Reaktionsschnelligkeit, von der sie auch im Alltag (Straßenverkehr, Schule, Freizeit usw.) profitieren können. Die Kombinationsfähigkeit im Sinne der schnellen Zuordnung der Zahlenkarten fördert das konzentrierte Arbeiten in der Schule unter Zeitdruck.

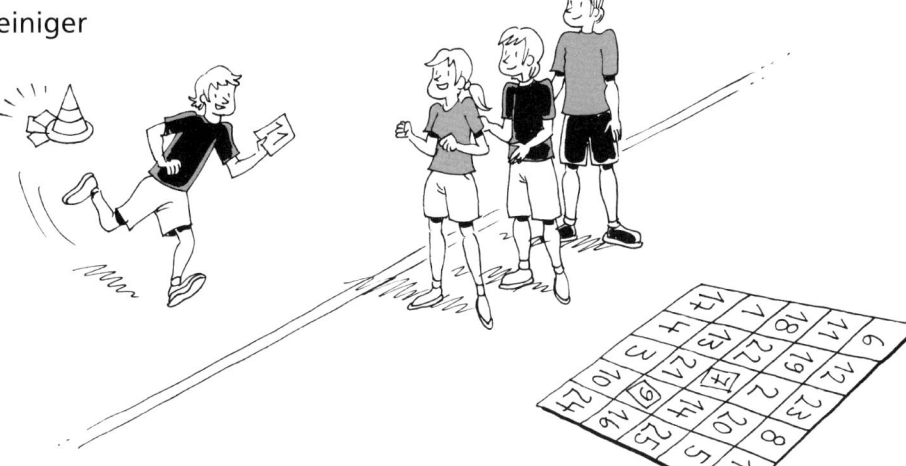

Daumenspiel

Gruppengröße: 6 bis 30

Geräte: keine

Spieldauer: 7 Minuten

Ziele: Reaktionsschnelligkeit, Aktionsschnelligkeit

Spielbeschreibung:
Die Spieler bilden Paare, die sich hintereinander aufstellen. Ein Spielleiter steht im Abstand von drei bis vier Metern vor dem ersten Paar in der Reihe und zeigt mit dem Daumen die Laufrichtung (rechts oder links) an. Je nachdem, in welche Richtung der Spielleiter zeigt, sprinten beide Spieler in die gleiche Richtung. Zeigt der Spielleiter nach rechts, so ist der Spieler, der rechts steht, der Verfolgte und wird von seinem Partner bis zur Ziellinie gejagt. Nach Beendigung ihres Sprints stellen sich die beiden Spieler wieder hinten an, und das nächste Paar ist an der Reihe.

Organisation:
Die Paare stehen in einer Doppelreihe hintereinander in der Mitte der Halle.

Variation:
Die Spiele starten zu ihrem Sprint aus unterschiedlichen Positionen, zum Beispiel im Sitzen, auf dem Bauch oder auf dem Rücken liegend.

Hinweis:
Die Partner stehen beim Start im Abstand von etwa zwei Armlängen auseinander.

Fitness-Check:
Über den optischen Reiz mit den Daumen trainieren die Spieler ihre visuelle Informationsverarbeitung unter Zeitdruck. Diese Fähigkeit lässt auf viele Alltagssituationen übertragen. Zum Beispiel im Straßenverkehr, wenn man als Radfahrer oder Fußgänger auf unvorhergesehene Situationen schnell reagieren muss.

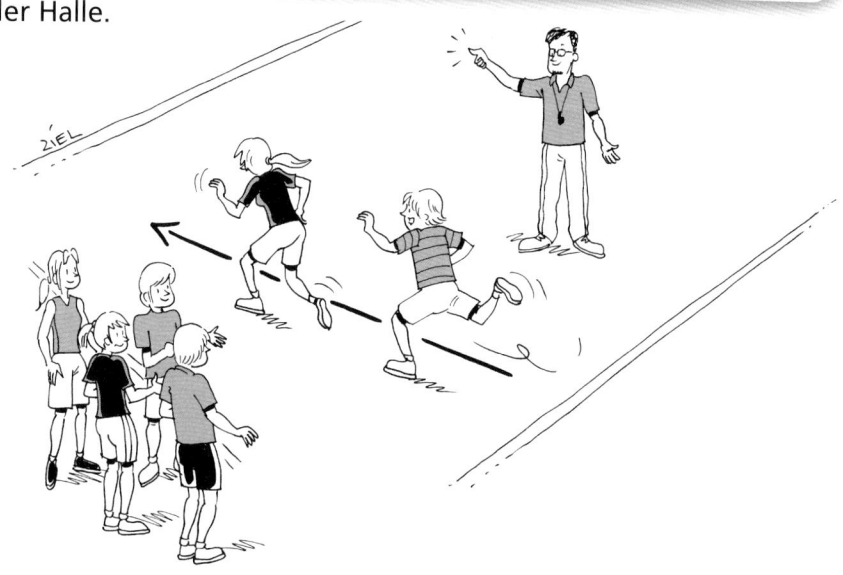

Fangen mit Abwerfen

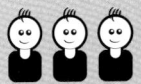 **Gruppengröße:** 6 bis 30

 **Geräte:** ein Softball und Tennisring pro Paar

 **Spieldauer:** 10 Minuten

 **Ziele:** Reaktionsschnelligkeit, Aktionsschnelligkeit

Spielbeschreibung:

Die Spieler stehen jeweils paarweise an einer Startlinie nebeneinander. Ein Spieler ist der Werfer, der andere ist der Gejagte. In fünf bis acht Metern Entfernung liegen Softbälle in einem Tennisring. Auf Kommando starten alle Paare gleichzeitig: Die Werfer sprinten zum Ball, nehmen ihn auf und versuchen, die an ihnen vorbeisprintenden Partner mit dem Ball abzuwerfen, bevor diese die Ziellinie erreichen.

Fitness-Check:

Bei diesem Spiel werden die Laufkoordination der Spieler und der geschickte Umgang mit dem Ball gefördert. Durch die Aufgabenstellung, verbunden mit dem akustischen Startreiz, verbessern die Spieler ihre Informationsverarbeitung unter Zeitdruck.

Organisation:

Die Paare stellen sich an der Grundlinie des Basketballfeldes auf. Die Softbälle liegen fünf bis acht Meter entfernt in Tennisringen.

Variation:

Die Paare starten aus verschiedenen Positionen, zum Beispiel auf dem Bauch oder Rücken liegend.

Hinweis:

Alle Spieler müssen geradlinig laufen!

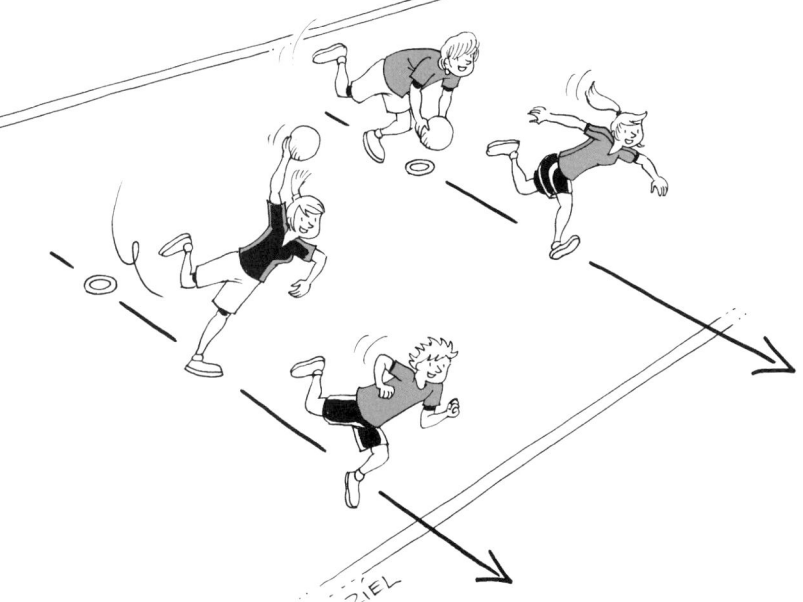

Schnelligkeitsspiele

Foppen und Fangen

 **Gruppengröße:**
4 bis 30

 **Geräte:**
keine

 **Spieldauer:**
10 Minuten

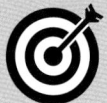 **Ziele:**
Reaktionsschnelligkeit,
Aktionsschnelligkeit

Spielbeschreibung:
Die Spieler stellen sich in zwei Gruppen in einer Gasse auf, sodass sich immer zwei Spieler gegenüberstehen. Ein Spieler streckt den Arm aus und hält die Hand mit den Handflächen nach oben seinem Gegenüber hin. Dieser berührt drei Mal die Hand inklusive Antäuschen („foppen"). Nach dem dritten Abschlag läuft der Spieler so schnell wie möglich zur Ziellinie. Der Partner nimmt sofort die Verfolgung auf, um den Weglaufenden vor der Ziellinie abzufangen.

Fitness-Check:
Die Impulsübertragung durch den taktilen Startreiz über die Haut sensibilisiert das zentrale Nervensystem. Auf diese Weise verbessert sich die Informationsverarbeitung der Spieler, die über den Berührungsreiz ausgelöst wird.

Organisation:
Die Spieler stehen sich paarweise an der Mittellinie gegenüber. Hinter den beiden Spielerreihen befindet sich jeweils eine Ziellinie.

Variation:
Der Fänger muss die Augen während des „Foppens" schließen.

Hinweis:
Alle Spieler müssen geradlinig laufen, damit es zu keinen Zusammenstößen kommt.

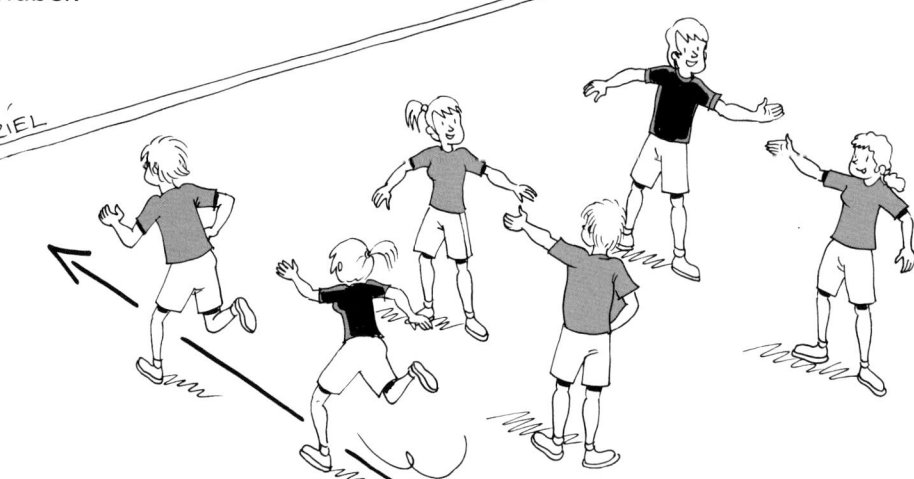

Fitness-Spiele für Kinder und Jugendliche

Schnelligkeitsspiele 3

Geheimer Fänger

 **Gruppengröße:**
6 bis 20

 **Geräte:**
vier Hütchen oder Markierungsstangen

 **Spieldauer:**
7 Minuten

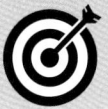 **Ziele:**
Reaktionsschnelligkeit, Aktionsschnelligkeit

Spielbeschreibung:
Die Spieler bilden einen Kreis und schließen die Augen. Dann bestimmen Sie als Spielleiter mehrere Fänger in der Runde, indem Sie die jeweiligen Spieler antippen. Auf das Startsignal hin rennen alle Spieler los. Ziel der Fänger ist es nun, möglichst viele Mitspieler abzuschlagen. Sicher ist, wer die Ziellinie erreicht, hinter der man nicht mehr abgeschlagen werden darf.

Fitness-Check:
Neben der Reaktionsschnelligkeit trainieren die Spieler ihre Orientierung im Raum. Gerade im Kindertraining ist eine Verbesserung der Aktionsschnelligkeit besonders zu empfehlen, da die Spieler in dieser Altersphase gute Trainingsfortschritte machen.

Organisation:
Die Spieler bilden in der Mitte des Spielfeldes einen Kreis, sodass zum Nachbarn mindestens ein halber Meter Platz ist. Zwei Hütchen markieren jeweils die Außenlinien des Spielfeldes (Ziellinien).

Variation:
Die Spieler nehmen vor dem Start im Kreis unterschiedliche Positionen ein, zum Beispiel auf dem Bauch oder Rücken liegend.

Hinweis:
Achten Sie darauf, dass es genügend Platz zum Auslaufen gibt bzw. ein Sicherheitsabstand zur Wand eingehalten wird.

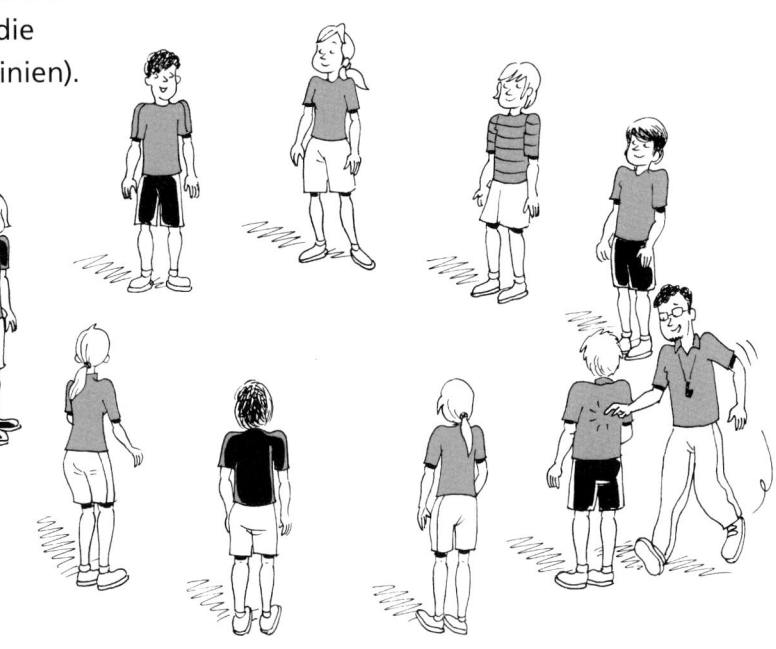

3 Schnelligkeitsspiele

Nummernsprint

 **Gruppengröße:** 8 bis 12

 **Geräte:** evtl. Trikots mit Nummern

 **Spieldauer:** 7 Minuten

 **Ziele:** Reaktionsschnelligkeit, Aktionsschnelligkeit, Orientierungsfähigkeit

Spielbeschreibung:
Die Spieler bilden einen Kreis. Jeder Spieler hat einen Partner auf der gegenüberliegenden Seite des Kreises. Jedes Paar erhält eine Nummer. Der Spielleiter steht in der Kreismitte und hält seine Hände auf Schulterhöhe ausgestreckt. Er ruft eine Nummer auf, und das entsprechende Paar muss durch die Kreismitte – vom jeweiligen Spieler ausgehend rechts – am Spielleiter vorbeisprinten. Sieger des Paarsprints ist, wer zuerst die Hand des Spielleiters berührt.

Organisation:
In der Kreisaufstellung stehen sich immer zwei Spieler mit der gleichen Nummer gegenüber. Der Spielleiter steht im Kreis und richtet sich jeweils zum aufgerufenen Paar aus.

Variation:
Die Spieler sprinten, wenn ihre Nummer aufgerufen wird, um den Kreis herum und versuchen, schneller als der Partner auf dessen Platz zu kommen. Die Laufrichtung um den Kreis wird vom Spielleiter vorgegeben.

Hinweis:
Achten Sie darauf, im Vorfeld die Laufwege zu erklären und gegebenenfalls zu demonstrieren, damit es beim Spiel zu keinen Zusammenstößen kommt.

Fitness-Check:
Die Spieler schulen ihre Konzentrationsfähigkeit unter Zeitdruck und optimieren die schnelle akustische Informationsverarbeitung. Das wirkt sich zum Beispiel positiv auf das Lernverhalten aus oder wenn es darum geht, schnell unter Zeitdruck kombinieren zu müssen.

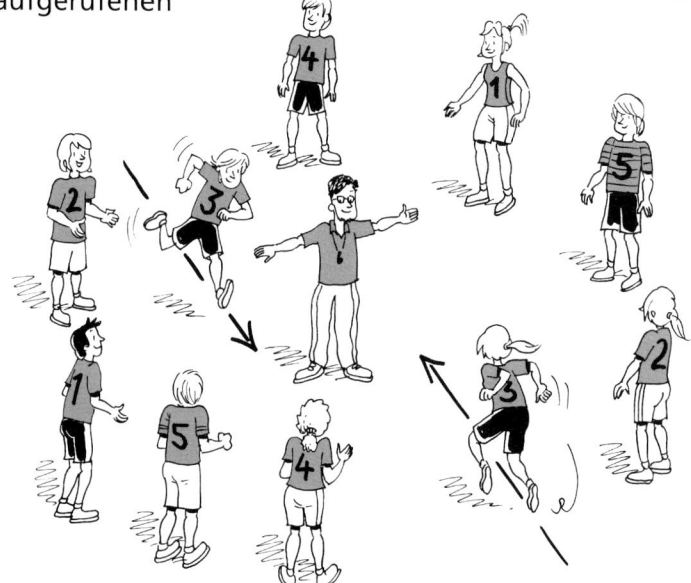

Schere-Stein-Papier

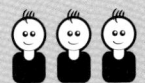 **Gruppengröße:** bis 30

 **Geräte:** 6 Hütchen oder Markierungsstangen

 **Spieldauer:** 10 Minuten

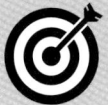 **Ziele:** Reaktionsschnelligkeit, Aktionsschnelligkeit

Spielbeschreibung:
Die Gruppe stellt sich in einer Gasse auf, sodass sich immer zwei Spieler gegenüberstehen. Nachdem auf drei gezählt wurde, formt jeder Spieler ein Symbol mit der Hand. Die Symbole können sich gegenseitig schlagen:
- ✗ Die Schere schneidet das Papier.
- ✗ Das Papier wickelt den Stein ein.
- ✗ Der Stein stumpft die Schere ab.

Der Verlierer rennt so schnell wie möglich zur Ziellinie. Der Gewinner versucht, den Weglaufenden zu fangen. Entscheiden sich die Spieler für dasselbe Symbol, wird der Durchgang wiederholt.

Organisation:
Die Spieler stehen sich auf der Mittellinie des Spielfeldes gegenüber. Sechs Hütchen markieren die Mittel- und Ziellinie.

Variation:
Alternativ können Sie einen Gruppenwettkampf organisieren: Jeweils eine Reihe verabredet ein gemeinsames Symbol. Ansonsten bleibt die Durchführung wie oben beschrieben.

Hinweis:
Achten Sie darauf, dass es genügend Platz zum Auslaufen gibt bzw. ein Sicherheitsabstand zur Wand eingehalten wird.

Fitness-Check:
Die Spieler müssen bei dieser Spielform in kürzester Zeit die richtige Entscheidung treffen und schulen damit die schnelle Reizweiterleitung im Nervensystem.

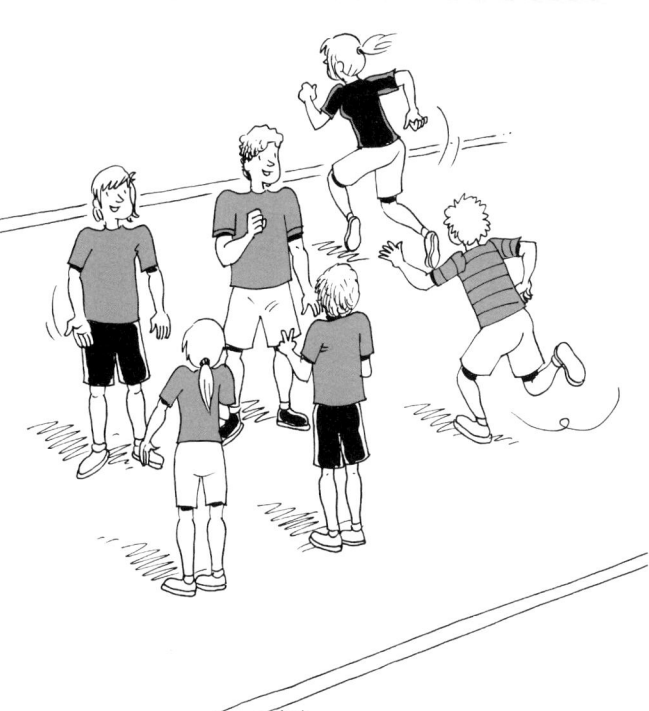

3 Schnelligkeitsspiele

Seiljagd

 **Gruppengröße:**
6 bis 24

 Geräte:
zwei Gymnastikseile pro Paar, Trillerpfeife

 **Spieldauer:**
7 Minuten

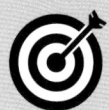 **Ziele:**
Reaktionsschnelligkeit, Aktionsschnelligkeit, Orientierungsfähigkeit

Spielbeschreibung:
Die Spieler laufen paarweise hintereinander verteilt in einem begrenzten Feld. Zwischen ihnen sind zwei Gymnastikseile gespannt. Auf ein Signal hin – ein Pfiff mit der Trillerpfeife – lassen die Paare ihre Seile fallen, und der hintere Partner jagt den flüchtenden Vordermann. Beendet wird der Fangversuch mit einem zweiten Pfiff. Ziel ist es, den Weglaufenden zu fangen, bevor das zweite Signal ertönt.

Fitness-Check:
Bei diesem Spiel trainieren die Spieler ihre Informationsverarbeitung, die durch einen akustischen Reiz (Pfiff) ausgelöst wird. Darüber hinaus erweitern die Spieler ihre Materialerfahrung und schulen den geschickten Umgang mit dem Seil.

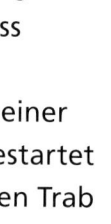

Organisation:
Die Spielerpaare bewegen sich mit den gespannten Seilen im Spielfeld.

Variation:
Geben Sie den Spielern festgelegte Raumwege in Bahnen vor, sodass alle bei Spielbeginn nebeneinander auf einer Startlinie stehen. Gestartet wird aus dem leichten Trab oder aus dem Stand.

Hinweis:
Weisen Sie die Spieler darauf hin, auch auf die Mitspieler zu achten, da sich ihre Laufwege kreuzen.

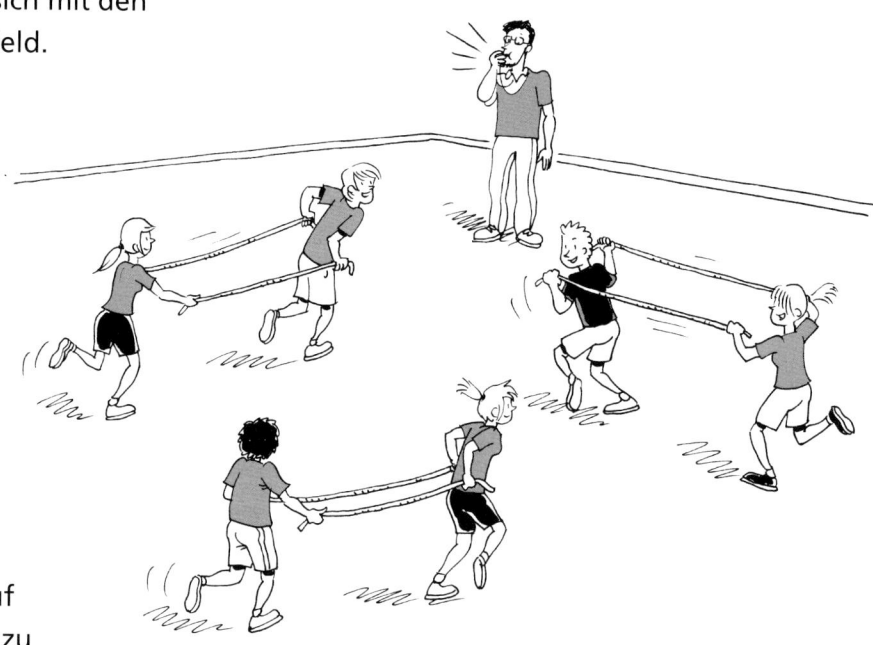

Schnelligkeitsspiele 3

Versteckte Bälle finden

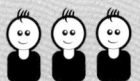 **Gruppengröße:**
bis 24

 **Geräte:**
15 bis 20 Hütchen, 20 Tennisbälle, Markierungsstangen

 **Spieldauer:**
10 Minuten

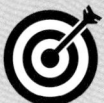 **Ziele:**
Reaktionsschnelligkeit, Aktionsschnelligkeit

Spielbeschreibung:
In der Mitte eines rechteckigen Spielfeldes befinden sich Hütchen, unter denen Tennisbälle versteckt sind. Vier Teams stellen sich an den Ecken des Spielfeldes auf. Auf das Startkommando hin rennt der erste Spieler eines jeden Teams zu den Hütchen und hebt eines an. Liegt ein Ball darunter, nimmt er ihn und rennt zu seinem Team zurück, um auf den nächsten Mitspieler zu wechseln. Findet er unter dem Hütchen keinen Ball, muss er mit leeren Händen zurücklaufen. Welches Team findet die meisten Tennisbälle?

Fitness-Check:
Bei dieser Spielform steht neben der Reaktions- und Aktionsschnelligkeit die Verbesserung der Merkfähigkeit unter Zeitdruck im Vordergrund. Die Teams müssen eine sinnvolle Lösungsstrategie für das Spiel finden. Dies fördert den Teamgeist.

Organisation:
An den vier Ecken des Basketballfeldes stehen Markierungsstangen für jedes Team. Im Mittelkreis sind die Hütchen aufgestellt.

Variation:
Deponieren Sie mehrere Bälle unter einem Hütchen. Allerdings darf ein Spieler immer nur einen Ball mitnehmen.

Hinweis:
Die Spieler dürfen nicht wissen, unter welchen Hütchen die Bälle jeweils verteilt sind.

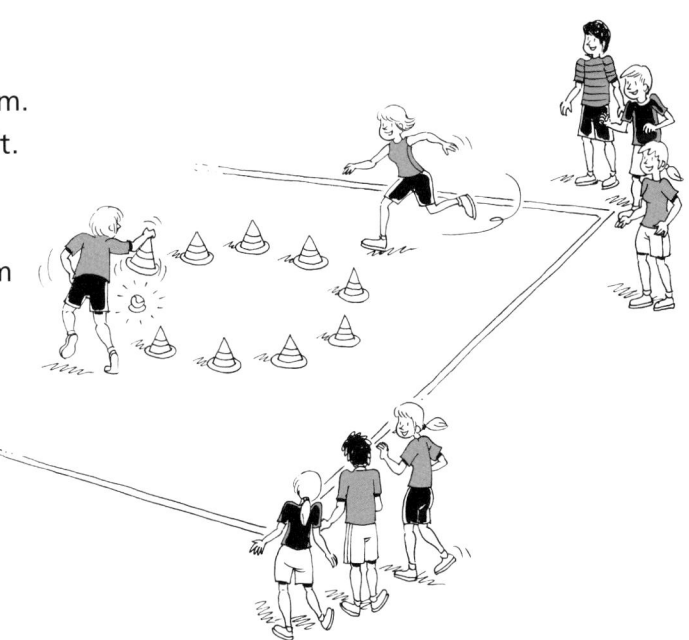

60 Ideen für Sportunterricht und Freizeit

3 Schnelligkeitsspiele

Wechseljagd

 **Gruppengröße:** 8 bis 30

 **Geräte:** keine

 **Spieldauer:** 7 Minuten

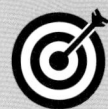 **Ziele:** Reaktionsschnelligkeit, Aktionsschnelligkeit

Spielbeschreibung:
Die Spieler gehen immer zu zweit zusammen und legen sich mit dem Bauch auf den Boden. Es gibt einen Fänger und einen Gejagten. Der Gejagte kann sich retten, indem er sich neben ein beliebiges Paar legt: Der Spieler auf der Außenseite muss aufstehen und wird zum neuen Fänger. Der ehemalige Fänger ist jetzt der Gejagte.

Organisation:
Die Paare liegen kreuz und quer verteilt im Basketballfeld. Zwischen den Paaren muss genügend Platz sein, damit der Fänger und der Gejagte ausreichend Platz zum Laufen haben.

Fitness-Check:
Neben der Reaktionsschnelligkeit optimieren die Spieler ihre Umstellungsfähigkeit. Das schult die motorische Leistungsfähigkeit der Spieler unter Zeitdruck, was auch in Alltagssituationen von Vorteil ist. Das macht sich beispielsweise beim Radfahren bemerkbar, wenn unvorhergesehen ein Hindernis auftaucht, dem man schnell ausweichen muss.

Variation:
Wenn der Gejagte, der sich eben zu einem neuen Partner gerettet hat, in die Ruhephase kommt, setzt er sich neben dem liegenden Partner auf. Damit zeigt er an, dass er bereits an der Reihe war. Alle anderen Gejagten sind also dazu aufgerufen, sich neben noch liegende Spieler zu retten.

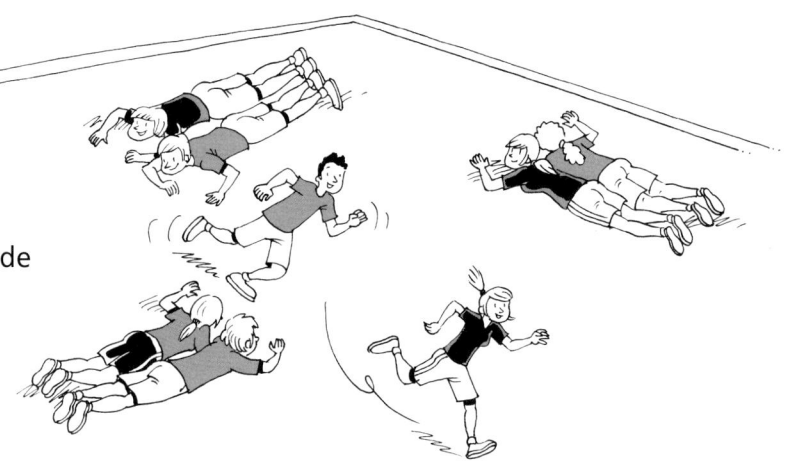

Hinweis:
Achten Sie darauf, dass die Fangphasen nicht zu lange dauern!

4

Schnellkraft- und Kraftausdauerspiele

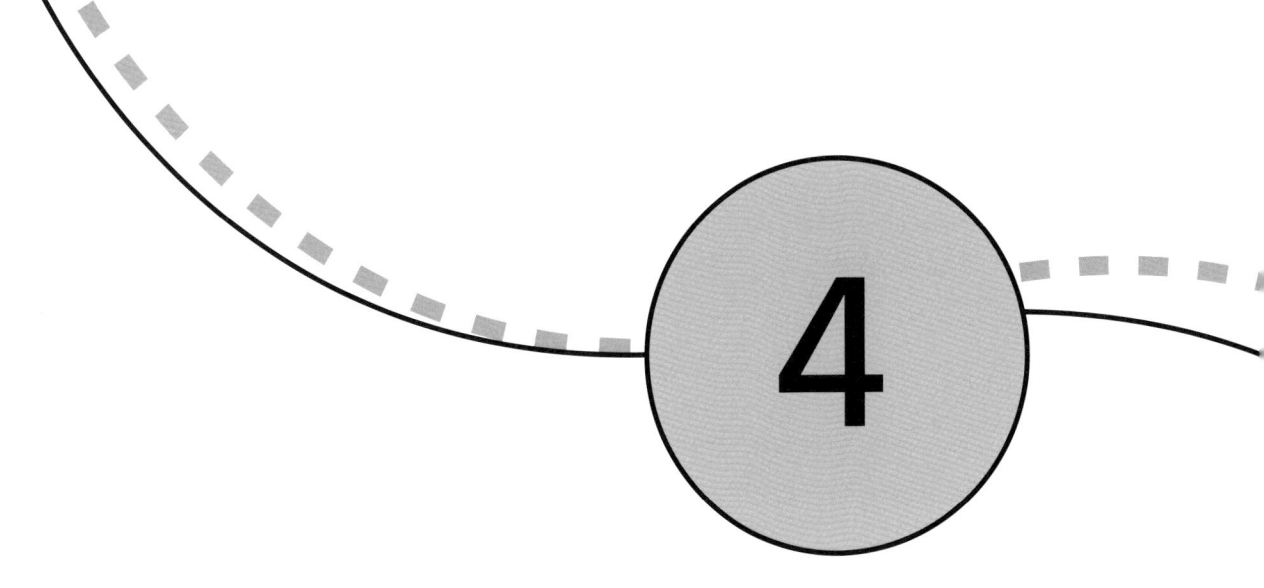

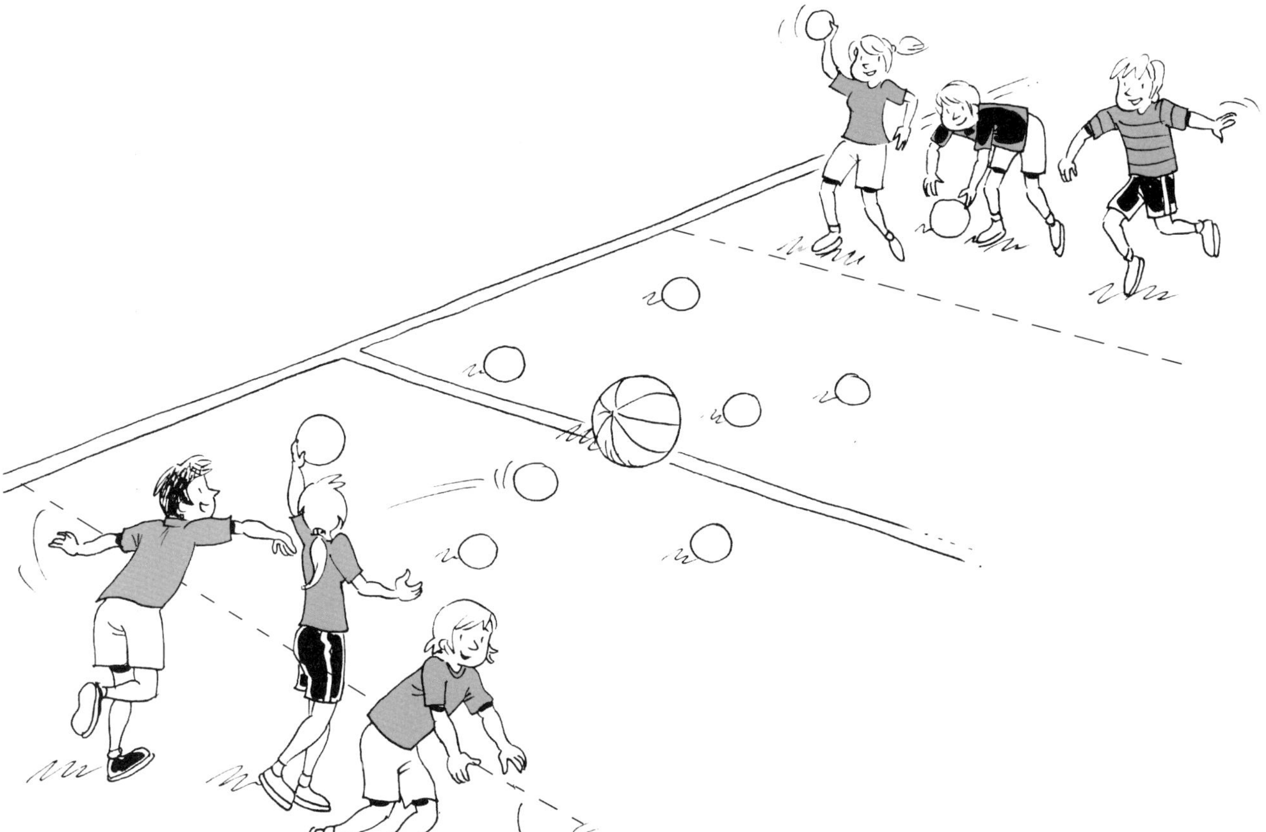

4 Schnellkraft- und Kraftausdauerspiele

Die Kraftschulung über Spielformen muss differenziert betrachtet werden, denn es gibt drei verschiedene Erscheinungsformen. Bei der **Schnellkraftschulung** werden Widerstände schnellstmöglich überwunden. Dies lässt sich in ausgewählten Spielformen gut umsetzen. Bei der **Kraftausdauerschulung** wird das Durchhaltevermögen der Muskulatur trainiert. Spiele für die **Kraftausdauer** sollten also **häufige Wiederholungen** ermöglichen oder auf eine **längere Haltezeit** abzielen. Im Sinne einer allgemeinen Kräftigung ist darauf zu achten, dass möglichst alle Muskelgruppen des Körpers trainiert werden. Die Maximalkraft kann auf Grund der hohen spezifischen Belastungen nicht über Spiele trainiert werden. Davon ist auch grundsätzlich bei Kindern und Jugendlichen abzuraten, da das Üben mit maximalen Krafteinsätzen die Gelenke und Knochen extrem belastet.

Bei Spielen zur Förderung der Kraftausdauer ist darauf zu achten, dass die zur Abschwächung neigenden Muskelgruppen regelmäßig gekräftigt werden. Das betrifft in erster Linie die Rumpfmuskulatur, um Haltungsschwächen vorzubeugen.

Ein spielerisches Training der Schnellkraft und Kraftausdauer lenkt die Kinder und Jugendlichen von der eigentlichen Belastung ab und macht darüber hinaus auch noch Spaß. In diesem Kapitel finden Sie dazu folgende Spiele:

- ✗ Abklatschspiel
- ✗ Baumstamm – Krebs – Sumo
- ✗ Mattenhochstand
- ✗ Mattenweitwurf
- ✗ Mattenwenden
- ✗ Popcorn
- ✗ Schildball
- ✗ Sitzball
- ✗ Treibball
- ✗ Volltreffer

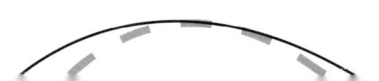

Abklatschspiel

 **Gruppengröße:** 6 bis 30

 **Geräte:** eine Gymnastik- oder Turnmatte pro Paar

 **Spieldauer:** 5 Minuten

 **Ziele:** Kraftausdauer, Reaktionsfähigkeit

Spielbeschreibung:

Zwei Spieler liegen sich in Bauchlage gegenüber. Die Hände liegen flach auf dem Boden, sodass die Arme nahezu gestreckt sind. Ein Spieler versucht nun, die Hände seines Gegners abzuklatschen. Dafür hat er aber nur eine begrenzte Anzahl an Versuchen zur Verfügung. Der Gegner probiert natürlich, seine Hände durch Wegziehen in Sicherheit zu bringen. Nach beispielsweise fünf Versuchen wird gewechselt. Wer verbucht die meisten Treffer?

Fitness-Check:

Neben der Kräftigung der Rückenmuskulatur (langer Rückenstrecker) wird bei diesem Spiel das schnelle Verarbeiten visueller Reize geschult. Beide Trainingseffekte wirken sich im Alltag der Spieler positiv aus: Das Training der Rückenmuskulatur fördert die gesunde aufrechte Körperhaltung in allen Lebenslagen. Die Anpassungen des Nervensystems in Bezug auf visuelle Reize sind in vielen Lernsituationen (Schule) von Vorteil.

Organisation:

Die Spieler gehen zu zweit zusammen. Die Paare liegen sich auf einer Gymnastikmatte gegenüber.

Variation:

Der Wechsel erfolgt erst, wenn ein Spieler nicht mehr trifft.

Hinweis:

Es darf nicht abwechselnd abgeklatscht werden!

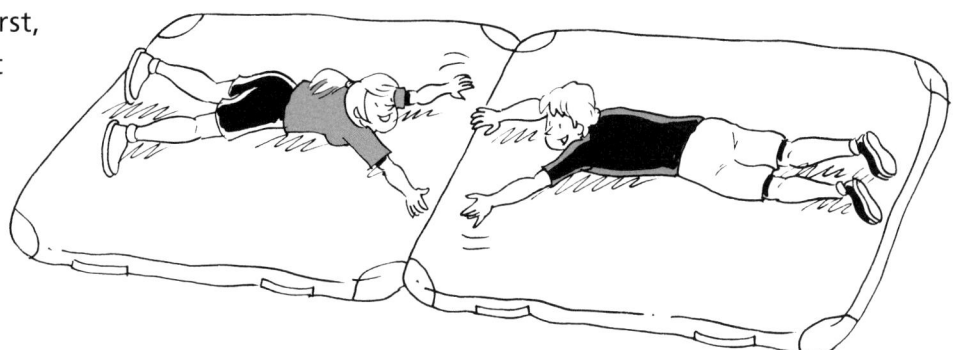

Schnellkraft- und Kraftausdauerspiele

Baumstamm – Krebs – Sumo

 **Gruppengröße:** 6 bis 30

 **Geräte:** evtl. Gymnastikmatten

 **Spieldauer:** 7 Minuten

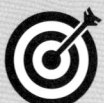 **Ziele:** Kraftausdauer, Reaktionsfähigkeit

Spielbeschreibung:
Die Spieler laufen im Spielfeld, zum Beispiel im Tennisfeld, kreuz und quer durcheinander. Auf Zuruf müssen die Spieler verschiedene Aufgaben absolvieren:

- ✗ **Baumstamm:** Jeder Spieler legt sich gestreckt auf den Boden und rollt über seine Längsachse wie ein Baumstamm.
- ✗ **Krebs:** Jeder Spieler geht in den Stütz rücklings und bewegt sich seitlich.
- ✗ **Sumo:** Jeder Spieler geht in die Kampfposition eines Sumo-Ringers (breit gegrätschte Beine) und imitiert einen kleinen Kampf.

Organisation:
Die Spieler laufen im Spielfeld kreuz und quer durcheinander.

Variation:
Die Aufgaben können je nach Zielgruppe variieren:
- ✗ Bauchmuskelübungen in der Rückenlage
- ✗ Diagonales Anheben eines Armes und eines Beines in der Bauchlage (Kräftigung der Rückenmuskulatur)
- ✗ Kniebeugen für die Beinmuskulatur

Hinweis:
Die Ausführung der Übungen muss von Ihnen kontrolliert werden!

Fitness-Check:
Durch die vielseitigen Aufgabenstellungen werden zahlreiche Muskelgruppen gekräftigt. Bei regelmäßiger Wiederholung kommt es langfristig zu einer Stabilisierung des gesamten Körpers, und die Haltung der Spieler verbessert sich.

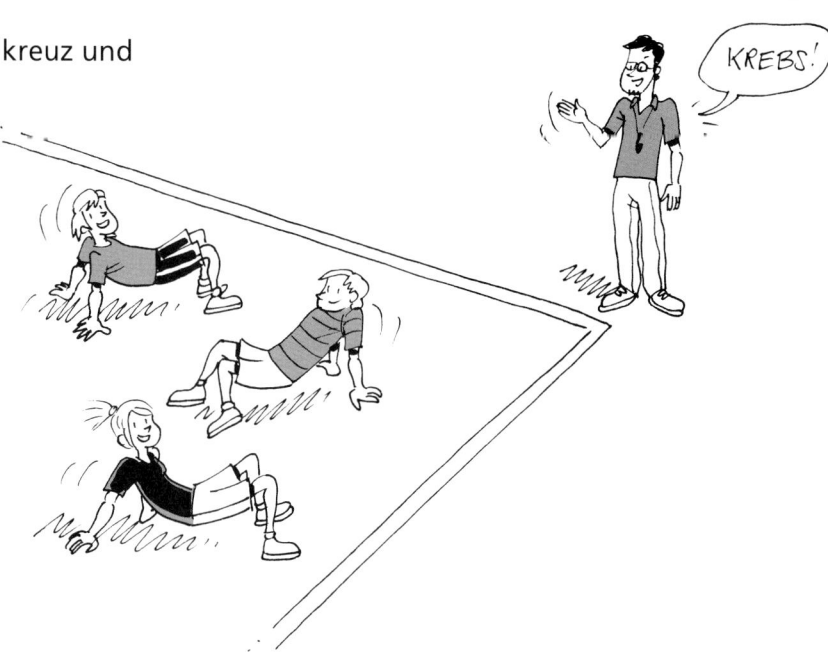

Schnellkraft- und Kraftausdauerspiele 4

Mattenhochstand

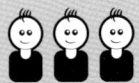 **Gruppengröße:**
12 bis 24

 **Geräte:**
eine Weichbodenmatte pro Team

 **Spieldauer:**
7 Minuten

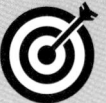 **Ziele:**
Kraftausdauer, Geschicklichkeit

Spielbeschreibung:
Es treten mehrere Teams mit jeweils sechs bis acht Spielern gegeneinander an. Jedes Team bekommt eine Weichbodenmatte. Auf Kommando heben die Spieler die Weichbodenmatte an und halten sie hochkant im Gleichgewicht. Dann zählen Sie langsam den Countdown von „Zehn" auf „Null" herunter. Welches Team schafft es, die Matte bei „Null" am höchsten Punkt stabil zu halten?

Fitness-Check:
Die statische Kräftigung der Arm-Schultermuskulatur beim Mattenheben wirkt sich positiv auf die Stabilität des gesamten Rumpfes aus, sodass auch der muskuläre Schutz der Wirbelsäule verbessert wird.

Organisation:
Die Spieler der Teams gruppieren sich zu Spielbeginn um ihre Matten.

Variation:
Eine vorab festgelegte Zahl an Spielern innerhalb eines Teams muss zu einem bestimmten Zeitpunkt den Platz wechseln. Ein Platzwechsel kann zum Beispiel während des Countdowns bei „Fünf" erfolgen.

Hinweis:
Die Teams sollten einen möglichst großen Sicherheitsabstand zueinander einhalten.

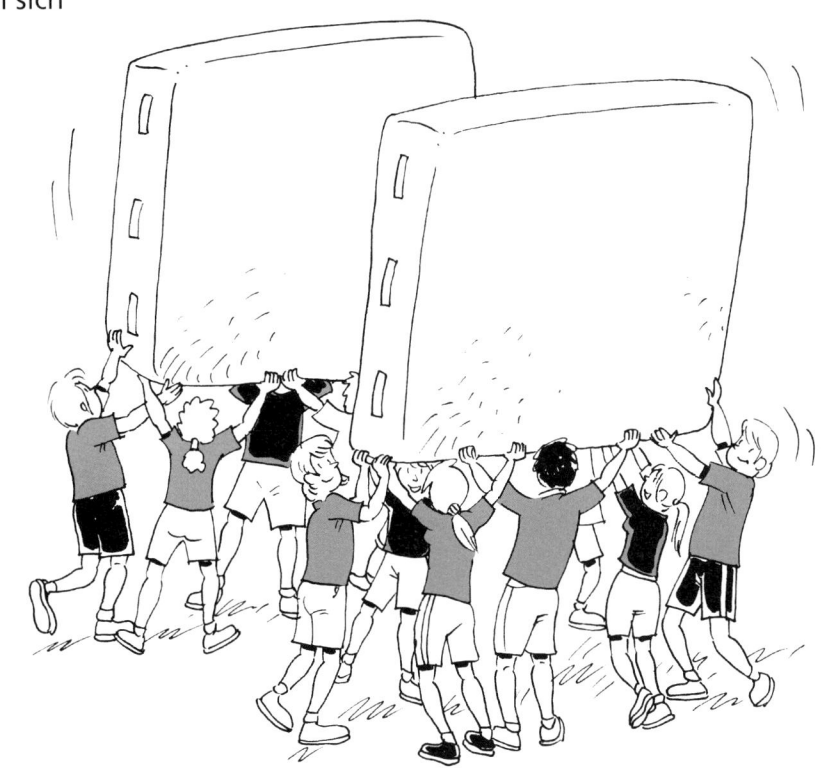

Mattenweitwurf

 **Gruppengröße:**
8 bis 20

 **Geräte:**
eine Turnmatte pro Team

 **Spieldauer:**
7 Minuten

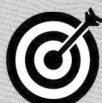 **Ziele:**
Schnellkraft, Rhythmisierungsfähigkeit

Spielbeschreibung:
Die Spieler gehen jeweils zu viert zusammen. Jedes Team bekommt eine Turnmatte, die an der Startlinie auf dem Boden liegt. Die Teams heben ihre Matten an und versuchen, diese gemeinsam in Schwingung zu versetzen. Auf das Startsignal hin werfen die Teams ihre Matte geradlinig ab. Welche Mannschaft kann die Matte am weitesten werfen?

Organisation:
Die Teams stellen sich nebeneinander an der Startlinie auf. Vor ihnen liegen die Turnmatten.

Fitness-Check:
Die Gruppenaufgabe erfordert eine Feinabstimmung der Muskulatur bei allen Mitspielern. Um die Matte gemeinsam möglichst weit zu werfen, muss ein zielgerichteter Schnellkrafteinsatz erfolgen, bei dem es auf das Zusammenspiel der Muskulatur ankommt.

Variation:
- ✘ Variieren Sie die Spielerzahl pro Matte bzw. Team, so können Sie die Belastung erhöhen oder herunterfahren.
- ✘ Anstatt der Turnmatten können Sie auch Weichbodenmatten verwenden. Allerdings sollten dann auch mehr als vier Spieler in einem Team sein.

Hinweis:
Die Teams sollen laut mitzählen, wenn sie die Matten rhythmisch schwingen.

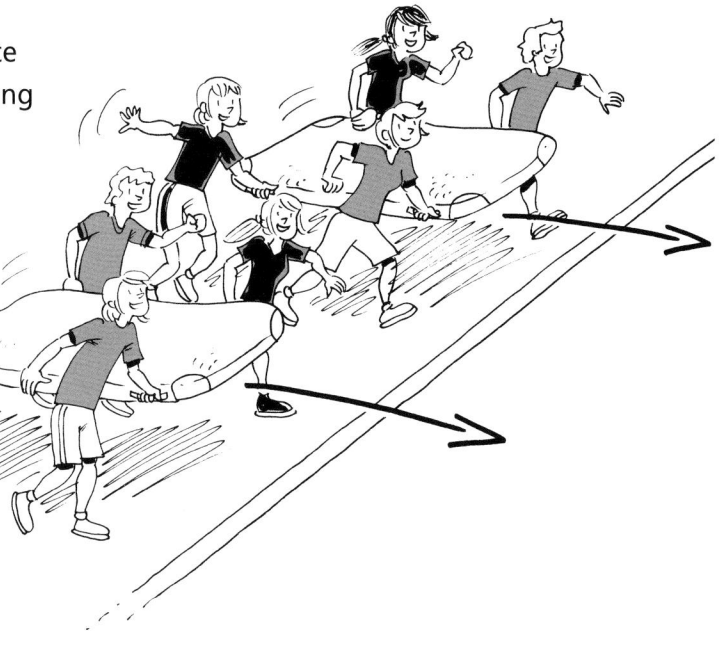

Schnellkraft- und Kraftausdauerspiele

Mattenwenden

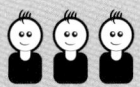 **Gruppengröße:** 12 bis 24

 **Geräte:** eine Weichbodenmatte pro Team

 **Spieldauer:** 7 Minuten

Ziele: Kraftausdauer, Geschicklichkeit

Spielbeschreibung:
Mehrere Teams mit jeweils sechs bis acht Spielern treten gegeneinander an. Jedes Team bekommt eine Weichbodenmatte. Die Teams heben die Weichbodenmatte an. Auf das Startsignal hin wenden sie die Matte innerhalb einer festgelegten Zeit so oft wie möglich, sodass abwechselnd die raue und die glatte Oberfläche nach oben zeigen. Die Teams zählen für sich laut mit. Welches Team wendet häufiger?

Fitness-Check:
Diese Spielform kräftigt die Arm-Schulter-Muskulatur. Spielen Sie Mattenwenden regelmäßig, so verbessert sich bei den Spielern die Stütz- und Haltekraft.

Organisation:
Die Teams gruppieren sich zu Beginn des Spiels um die Matten.

Variation:
Die Teams müssen die Weichbodenmatte über die kurze oder lange Seite wenden.

Hinweis:
Die Teams sollten einen möglichst großen Sicherheitsabstand zueinander einhalten.

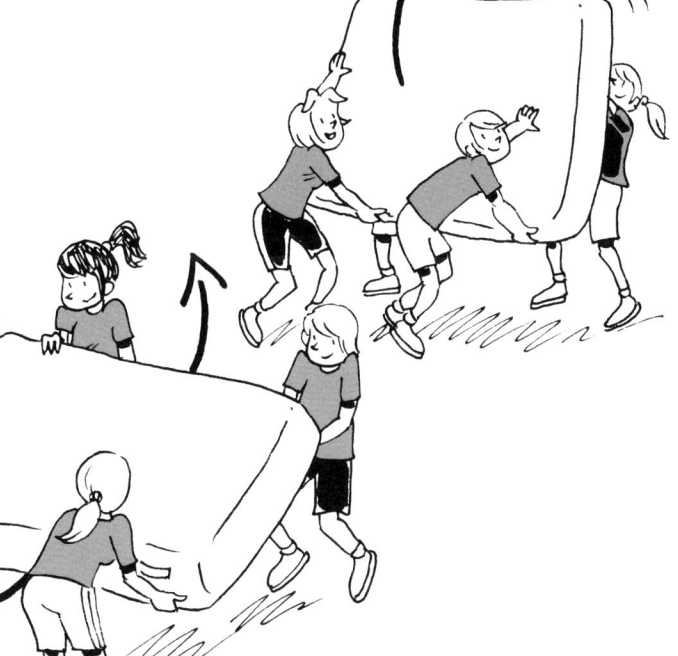

Popcorn

 **Gruppengröße:** 5 bis 30

 **Geräte:** mehrere Medizinbälle, Hütchen

 **Spieldauer:** 7 Minuten

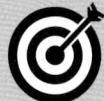 **Ziele:** Schnellkraft, Reaktionsfähigkeit, Taktik

Spielbeschreibung:
Markieren Sie mit den Hütchen ein kleineres Spielfeld. Ein Teil der Gruppe – etwa ein Viertel aller Spieler – schlüpft in die Rolle der Fänger. Die Fänger klemmen sich einen Medizinball zwischen die Beine. Sie bewegen sich mit beidbeinigen Sprüngen (Schlusssprüngen) vorwärts, um einen Spieler ohne Ball zu fangen. Wird ein Spieler abgeschlagen, so erhält dieser sofort den Medizinball und wird selbst zum Fänger. Verliert ein Fänger seinen Ball, darf er solange nicht fangen bis er seinen Ball wieder zwischen die Beine geklemmt hat.

Fitness-Check:
Durch die Sprungbelastung wird die Beinmuskulatur gekräftigt. Bei Alltagsbelastungen sorgt eine trainierte Oberschenkelmuskulatur für eine Entlastung des gesamten Körpers. So kann zum Beispiel der Rücken beim Heben von schweren Kisten entlastet werden.

Organisation:
Alle Spieler bewegen sich wild durcheinander im Spielfeld, zum Beispiel dem halben Tennisfeld.

Variation:
Je nach Zielgruppe können Sie verschieden große Bälle verwenden, um die Intensität zu verändern. Setzen Sie kleinere Gymnastik- oder Softbälle ein, ist auch die Belastung geringer.

Hinweis:
Möchten die Fänger erfolgreich sein, müssen sie gut miteinander kooperieren, und das Spielfeld darf nicht zu groß sein.

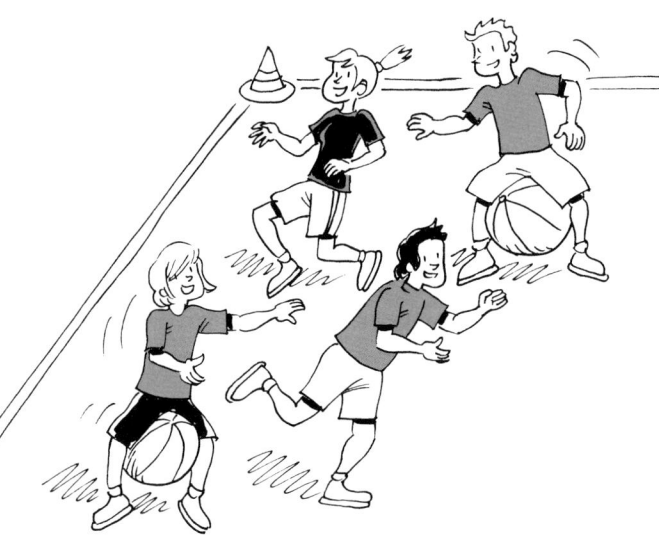

Schildball

	**Gruppengröße:** 5 bis 30		**Geräte:** mehrere Medizin- und Softbälle
	**Spieldauer:** 10 Minuten		**Ziele:** Schnellkraft, Reaktionsfähigkeit

Spielbeschreibung:

Die Gruppe teilt sich in Hasen und Jäger auf. Die Jäger erhalten einen Softball. Aufgabe der Jäger ist es, mit dem Softball möglichst schnell alle Hasen abzuschießen. Damit das gelingt, müssen sich die Jäger untereinander abstimmen und sich die Softbälle gegenseitig zuspielen. Die Hasen dagegen tragen einen Medizinball mit sich, den sie als Schutzschild benutzen können, d.h. trifft ein Jäger mit dem Softball den Medizinball anstatt den Hasen selbst, gilt das als Fehlschuss. Trifft ein Jäger einen Hasen am Körper, so legt der Hase seinen Medizinball außerhalb des Spielfeldes ab und wird ebenfalls zum Jäger. Ziel des Spiels ist es, alle Hasen in Jäger zu verwandeln.

Organisation:

Die Spieler bewegen sich alle innerhalb eines begrenzten Spielfeldes.

Variation:

Die Treffer der Jäger werden gezählt, und die Hasen bleiben die Gejagten, auch wenn sie getroffen werden.

Hinweis:

Kopftreffer sind verboten!

Fitness-Check:

Durch das Tragen des Medizinballs trainieren die Spieler ihre Arm-Schulter-Muskulatur, die dadurch im Alltag belastbarer ist.

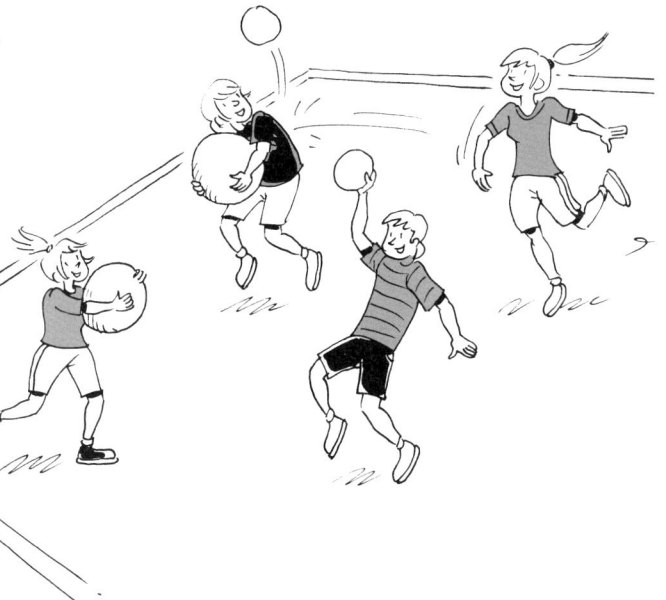

Schnellkraft- und Kraftausdauerspiele

Sitzball

 **Gruppengröße:** 5 bis 30

 **Geräte:** mehrere Physiobälle

 **Spieldauer:** 7 Minuten

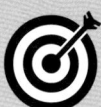 **Ziele:** Kraftausdauer, Geschicklichkeit

Spielbeschreibung:
In einem abgegrenzten Spielfeld liegen überall verteilt Physiobälle. Auf Zeit versucht nun jeder Spieler, auf möglichst vielen Bällen nacheinander kurz aufzusitzen. Dabei muss ständig zwischen den verschiedenen Bällen gewechselt werden. Wer hat nach dem Abpfiff die meisten Ballkontakte?

Organisation:
Die Spieler laufen innerhalb des Spielfeldes von einem Ball zum nächsten.

Variation:
Geben Sie verschiedene Laufarten während des Wechsels von Ball zu Ball vor, zum Beispiel im Hopserlauf, um die Intensität zu verändern.

Hinweis:
Es ist nicht erlaubt, ständig zwischen zwei Bällen hin- und herzuwechseln.

Fitness-Check:
Durch die Kniebeuge beim Hinsetzen und wieder Aufstehen wird die Beinmuskulatur gekräftigt. Bei Alltagsbelastungen, wie zum Beispiel beim Heben schwerer Kisten, entlastet eine trainierte Oberschenkelmuskulatur den Rücken.

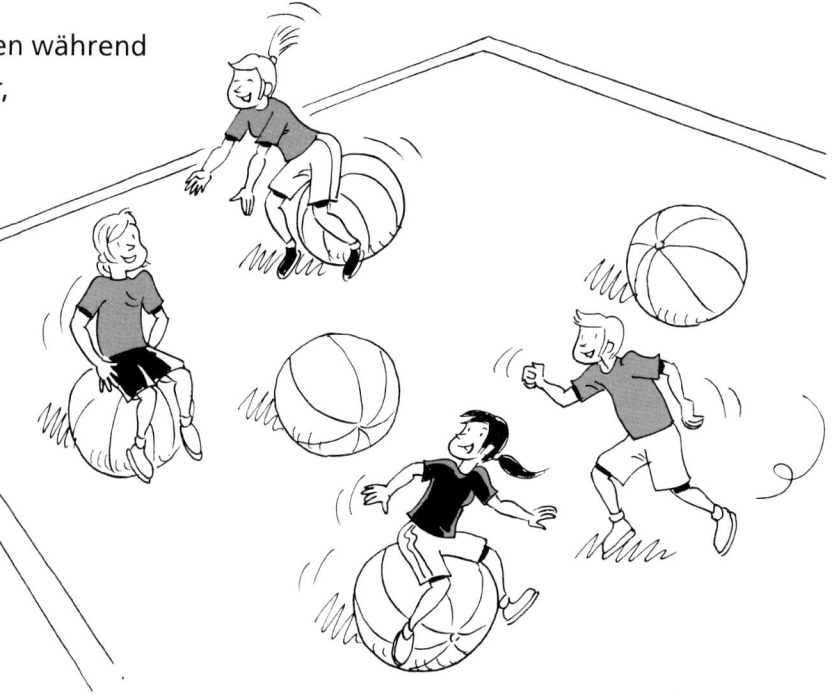

Treibball

 **Gruppengröße:**
6 bis 30

 **Geräte:**
ein Medizinball, ein Gymnastikball pro Spieler

 **Spieldauer:**
10 Minuten

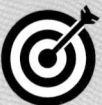 **Ziele:**
Schnellkraft, Differenzierungsfähigkeit

Spielbeschreibung:

Die Spieler teilen sich in zwei Teams auf, die jeweils eine Feldhälfte besetzen. Die Spieler treiben sich gegenseitig den Medizinball zu, indem sie mit Gymnastikbällen auf ihn werfen und versuchen, ihn zu treffen. Beide Teams werfen ihre Gymnastikbälle von einer Abwurflinie aus, die nicht überschritten werden darf. In der Mittelzone darf sich aus Sicherheitsgründen kein Spieler aufhalten. Einen Siegespunkt gibt es, wenn der Medizinball über die gegnerische Abwurflinie rollt. Welches Team hat nach Ablauf der Spielzeit die meisten Siegespunkte erzielen können?

Hinweis:

Gymnastikbälle dürfen nur bei einer Spielunterbrechung zurückgeholt werden.

Fitness-Check:

Beim zielgerichteten Wurf auf den Medizinball kommt es auf das Zusammenspiel der Muskulatur an. Diese differenzierte Feinabstimmung verbessert die koordinativen Fähigkeiten der Spieler.

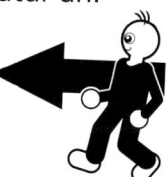

Organisation:

Die abzuschießenden Medizinbälle liegen zu Spielbeginn auf der Mittellinie des Feldes. Als Spielfeld eignet sich zum Beispiel das Volleyballfeld.

Variation:

Spielen Sie mit mehreren Medizinbällen, die es zu treffen gilt.

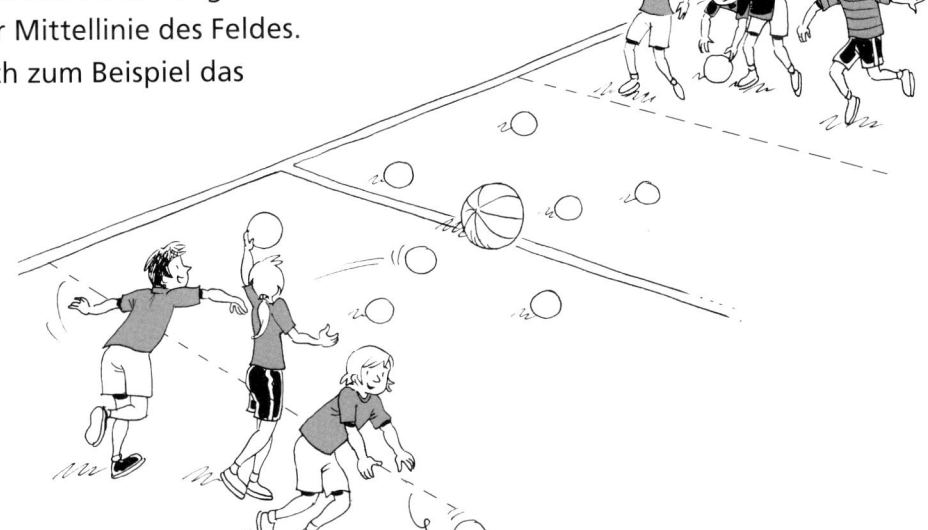

Volltreffer

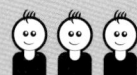 **Gruppengröße:**
6 bis 30

 **Geräte:**
eine Turnbank, mehrere Medizinbälle, ein Gymnastikball pro Spieler

 **Spieldauer:**
10 Minuten

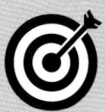 **Ziele:**
Schnellkraft, Schnellkraftausdauer, Differenzierungsfähigkeit

Spielbeschreibung:
Die Spieler teilen sich in zwei gleich große Teams auf. In der Mitte des Spielfeldes befindet sich eine umgedrehte Turnbank mit Medizinbällen darauf. Auf das Startsignal hin versuchen die Spieler, die Medizinbälle mit den Gymnastikbällen abzuwerfen, sodass diese von der Bank in das gegnerische Feld fallen. Für jeden Medizinball, der im gegnerischen Feld landet, gibt es einen Punkt. Es darf allerdings nur ab einer vorgegebenen Linie (Abwurflinie) geworfen werden. In der Mittelzone darf sich aus Sicherheitsgründen kein Spieler aufhalten. Es gewinnt das Team, das die meisten Punkte sammeln konnte.

Organisation:
Die umgedrehte Bank mit den Medizinbällen steht in der Mitte des Volleyballfeldes.

Variation:
Anstatt der Medizinbälle können Sie Hütchen verwenden, die leichter fallen.

Hinweis:
Die Gymnastikbälle dürfen nur bei einer Spielunterbrechung zurückgeholt werden.

Fitness-Check:
Beim zielgerichteten Wurf auf die Medizinbälle kommt es auf das Zusammenspiel der Muskulatur an. Diese differenzierte Feinabstimmung verbessert die koordinativen Fähigkeiten der Spieler.

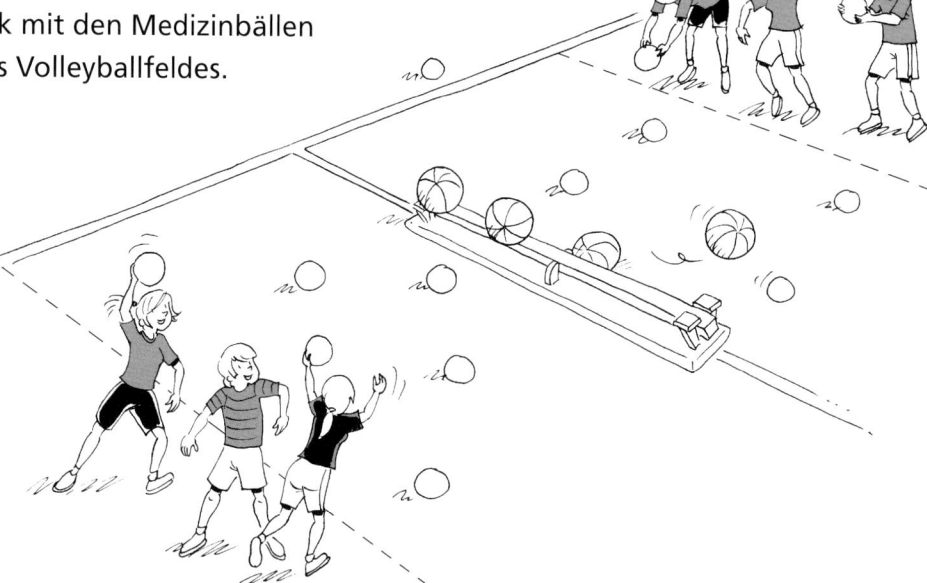

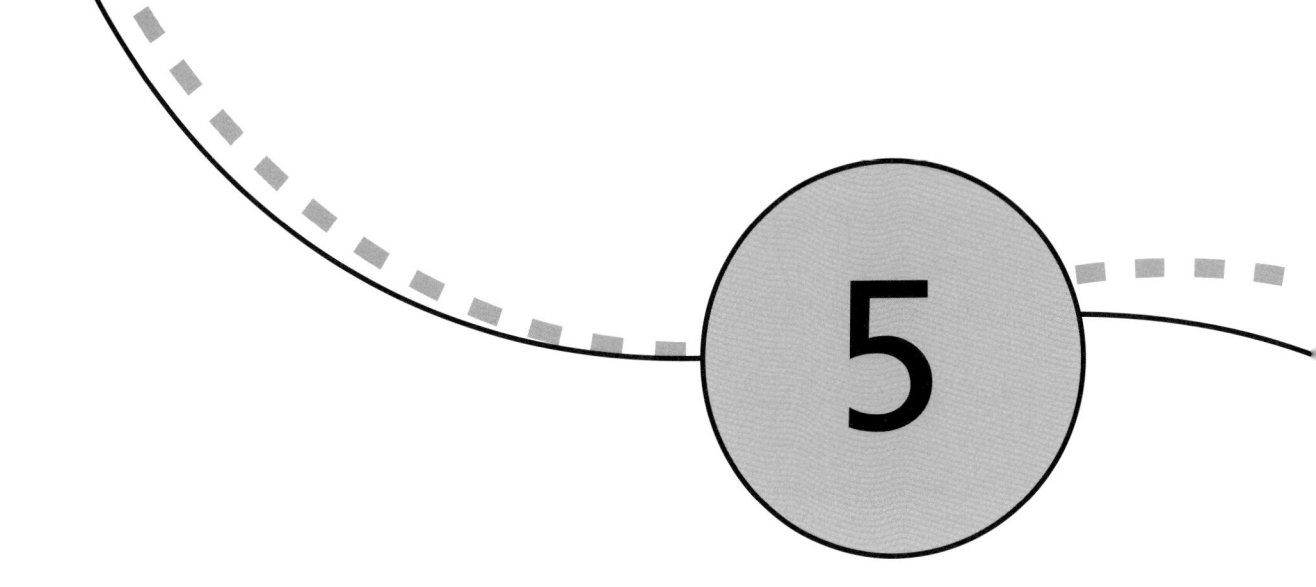

Ausdauerspiele

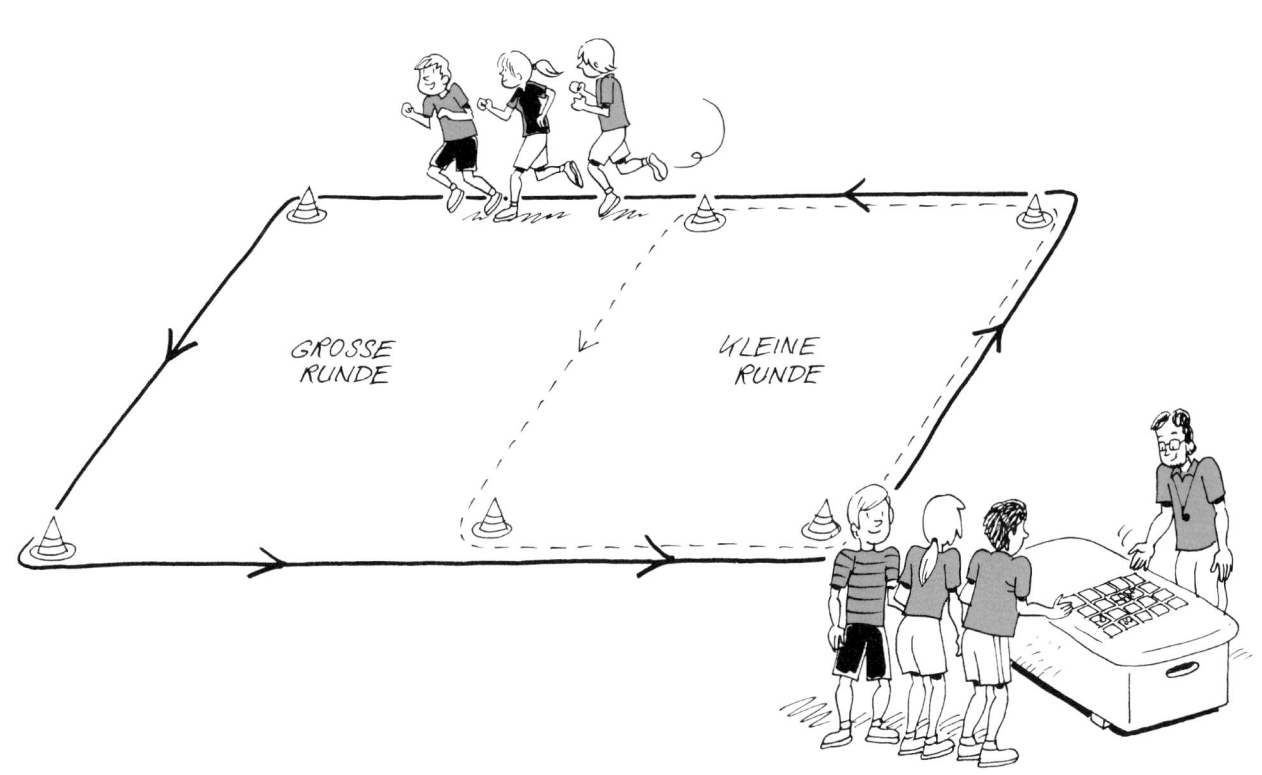

5 Ausdauerspiele

Im Breitensport stellt die Ausdauerleistungsfähigkeit für alle Zielgruppen eine der wesentlichen konditionellen Eigenschaften dar, die ständig in Übungseinheiten integriert werden sollte.

Spiele zur Verbesserung der **aeroben Ausdauer** sollten eine möglichst **lange Belastungsdauer** haben und mit **geringer bis mittlerer Intensität** durchgeführt werden. Kurzatmigkeit und hohe Pulsbelastungen sind Kennzeichen für eine falsche Dosierung der Belastung. Der erfolgreiche Abschluss eines Spiels hängt also nicht vom Lauftempo, sondern von anderen Kriterien, wie zum Beispiel der **Merkfähigkeit**, der **Geschicklichkeit** oder des **Zeitgefühls** ab.

Eine verbesserte Ausdauerleistung lässt sich in allen Altersstufen erreichen. Erste Erfolge stellen sich bereits nach wenigen Trainingseinheiten ein. Ein regelmäßiges Üben ökonomisiert mittelfristig das Herz-Kreislaufsystem. Um immer wiederkehrenden langweiligen Dauerläufen entgegenzuwirken, bieten sich vielfältige Spielformen an, mit deren Hilfe die Ausdauerleistungsfähigkeit trainiert werden kann. In diesem Kapitel finden Sie dazu folgende Spiele:

- ✘ 1, 2, oder 3
- ✘ 90 Sekunden zum Sieg!
- ✘ Brückenwächter
- ✘ Gegenteilspiel
- ✘ Gleisarbeiter und Saboteure
- ✘ Hütchenlauf
- ✘ Pärchenspiel
- ✘ Oberhase
- ✘ Orientierungslauf
- ✘ Würfelspiel

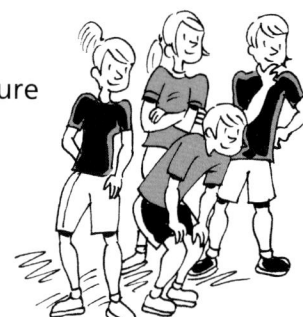

Ausdauerspiele 5

1, 2 oder 3

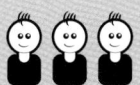 **Gruppengröße:**
8 bis 30

 **Geräte:**
keine

 **Spieldauer:**
10 Minuten

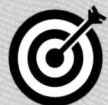 **Ziele:**
aerobe Ausdauer, Reaktionsschnelligkeit

Spielbeschreibung:
Alle Spieler laufen kreuz und quer durch die Halle. Jeder merkt sich eine Zahl zwischen Eins und Drei. Wird eine der drei Zahlen aufgerufen, bleiben alle Spieler mit dieser Zahl stehen und sinken mit erhobener Hand langsam zu Boden. Die Spieler, die nicht betroffen sind, müssen nun so schnell wie möglich ihre auf dem Boden sitzenden Mitspieler erlösen, indem sie sie mit der Hand berühren. Nach einer kurzen Pause geht es in die nächste Runde.

Fitness-Check:
Die dauerhafte Bewegung fördert das Herz-Kreislaufsystem. Langfristig verbessert sich die Ermüdungswiderstandsfähigkeit bei körperlichen Belastungen sowie die Regenerationsfähigkeit nach intensiven Übungsstunden.

Organisation:
Alle Spieler laufen wild durcheinander durch die gesamte Sporthalle.

Variation:
Statt 1, 2 oder 3 können Sie auch drei Städte oder Länder zur Auswahl geben.

Hinweis:
Der Reiz liegt in der Variation der aufgerufenen Zahlen, Städte, Länder usw.

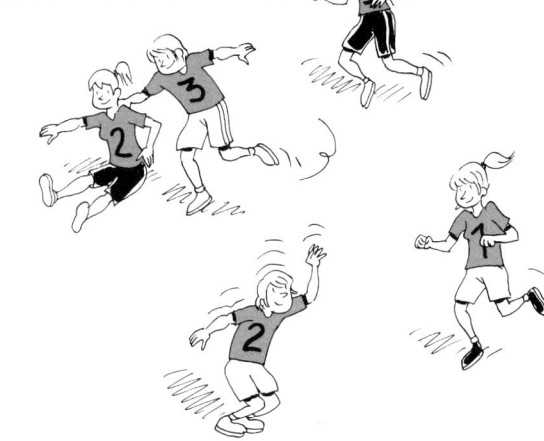

5 Ausdauerspiele

90 Sekunden zum Sieg!

 **Gruppengröße:**
4 bis 30

 Geräte:
Stoppuhr

 **Spieldauer:**
10 Minuten

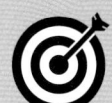 **Ziele:**
aerobe Ausdauer, Zeitgefühl

Spielbeschreibung:
Alle Spieler bekommen die Aufgabe, sich 90 Sekunden in einer Hallenhälfte im mittleren Lauftempo zu bewegen. Wer glaubt, die 90 Sekunden sind um, überquert die Mittellinie und läuft in der anderen Hallenhälfte so lange weiter, bis alle Spieler die Seite gewechselt haben. Sie notieren sich die Zeiten aller Spieler beim Seitenwechsel, um am Ende den Sieger bekannt zu geben. Gewonnen hat, wer die 90 Sekunden genau getroffen hat oder die Zeitvorgabe mit nur geringer Differenz verfehlt hat.

Fitness-Check:
Die intervallartige Herz-Kreislaufbelastung – nach 90 Sekunden erhalten die Spieler eine Pause – bietet bereits „Einsteigern" eine gute Trainingsmöglichkeit. Sollte die Laufbelastung trotzdem zu hoch sein, können Sie diese Spielform mit den Spielern auch im Gehen durchführen.

Organisation:
Die Sporthalle wird in zwei Hälften aufgeteilt: In der einen Hälfte laufen die Spieler, die noch schätzen müssen, in der anderen Hälfte bewegen sich die Spieler, die ihren Tipp schon abgegeben haben.

Variation:
Nach zwei Durchgängen gehen die Spieler mit einem Partner zusammen, um gemeinsam die Laufzeit abzuschätzen.

Hinweis:
Die Spieler müssen ihre Armbanduhren ablegen. Die Hallenuhr sollte keinen Sekundenzeiger haben.

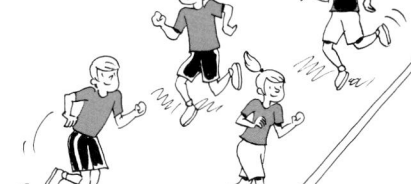
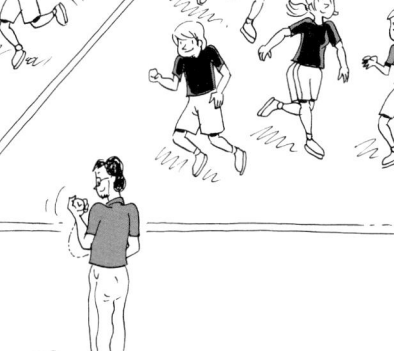

Brückenwächter

 **Gruppengröße:** bis 30

 **Geräte:** 4 Hütchen

 **Spieldauer:** 10 Minuten

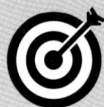 **Ziele:** aerobe Ausdauer, Geschicklichkeit

Spielbeschreibung:
Alle Spieler laufen eine Hallenrunde, bis sie zur Brücke kommen, d.h. einer durch vier Hütchen markierten Zone. Dort wartet ein Brückenwächter und versucht, die Spieler beim Überqueren der Brücke abzuschlagen. Die dritte Person, die vom Brückenwächter abgeschlagen wird, wechselt mit diesem die Position. Nachdem alle Spieler die Brücke passiert haben, wird die nächste Runde in Angriff genommen.

Fitness-Check:
Die Motivation für die dauerhafte Herz-Kreislaufschulung wird durch den spielerischen Anreiz, eine Brücke „sicher" zu überqueren, erhöht. Ein regelmäßiges Ausdauertraining ist aus präventiver Sicht zu empfehlen, da es positive Anpassungen im gesamten Herz-Kreislaufsystem nach sich zieht.

Organisation:
Die Brücke ist zwischen sechs und zehn Metern breit. Für die Laufrunde wird die ganze Sporthalle genutzt.

Variation:
Die Brückenzone wird verbreitert und mit zwei Brückenwächtern besetzt.

Hinweis:
Der Brückenwächter darf sich nur innerhalb der markierten Zone bewegen.

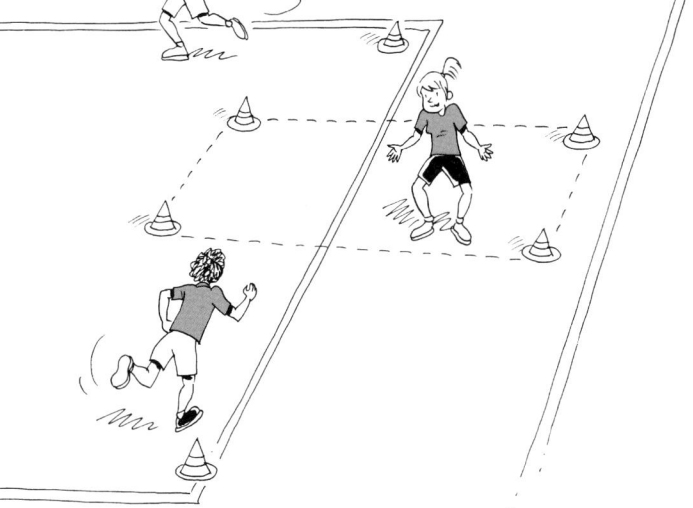

5 Ausdauerspiele

Gegenteilspiel

 **Gruppengröße:** 6 bis 24

 Geräte: 6 Hütchen, Blätter mit Begriffen

 **Spieldauer:** 10 Minuten

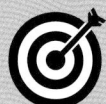 **Ziele:** aerobe Ausdauer, Reaktionsfähigkeit

Spielbeschreibung:
Die Spieler bilden mehrere Laufteams. Nach jeder gelaufenen Runde nominiert das Team einen Spieler. Dem nominierten Spieler wird ein Blatt mit einem Begriff gezeigt, worauf dieser so schnell wie möglich das Gegenteil ruft, zum Beispiel *rechts → links, oben → unten* oder *reich → arm*. Das Team des Gewinners muss nur eine kleine Runde laufen und erhält einen Punkt. Die anderen Teams laufen eine große Runde. Gewinner ist das Team, das als Erstes 10 Punkte gesammelt hat.

Organisation:
Das Spielfeld ist in eine kleine und große Laufrunde unterteilt. Die kleine Runde ist dabei halb so lang wie die große Runde.

Variation:
Eine nette Abwandlung ist das Vornamenspiel. Auf den Karten steht der Nachname einer Persönlichkeit, zum Beispiel „Ballack". Wer zuerst den richtigen Vornamen (hier „Michael") ruft, holt einen Punkt für sein Team und erspart ihm die große Laufrunde.

Hinweis:
Beim Vornamenspiel sollten Sie Persönlichkeiten (Schauspieler, Rockstars, ...) auswählen, die Ihrer Gruppe bekannt sein dürften.

Fitness-Check:
Das Gegenteilspiel fördert die schnelle Informationsverarbeitung unter Zeitdruck. Außerdem wird durch die dauerhafte Laufbelastung das Herz-Kreislaufsystem trainiert.

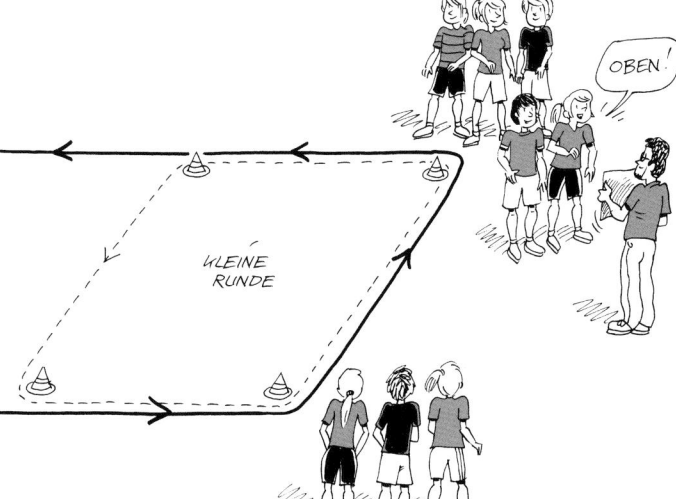

Ausdauerspiele 5

Gleisarbeiter und Saboteure

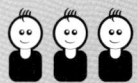 **Gruppengröße:**
8 bis 30

 Geräte:
mehrere Hütchen

 **Spieldauer:**
10 Minuten

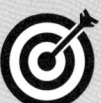 **Ziele:**
aerobe Ausdauer, Orientierungsfähigkeit

Spielbeschreibung:
Die Spieler bekommen unterschiedliche Aufgaben übertragen: Die Züge (Zweier-, Dreier- oder Viererteams) laufen auf allen Linien (Gleise) der Sporthalle. Die Saboteure (zwei oder drei Einzelspieler) stellen Hütchen auf die Gleise, um die Züge aufzuhalten. Die Gleisarbeiter (zwei oder drei Einzelspieler) beseitigen möglichst schnell die Hütchen von den Gleisen. Die Züge machen sich durch „tuten" akustisch bemerkbar, falls ihnen der Weg versperrt ist.

Hinweis:
Die Gleisarbeiter dürfen die Saboteure nicht direkt verfolgen! Alle Spieler bewegen sich entlang der Linien.

Fitness-Check:
Diese Spielform eignet sich zum Training des Herz-Kreislaufsystems.

Organisation:
Als Spielfeld dient die gesamte Sporthalle. Die Saboteure verteilen die Hütchen auf möglichst allen Linien des Spielfeldes, damit es lange Laufwege gibt.

Variation:
Variieren Sie die Zahl der Gleisarbeiter und/oder Saboteure, um noch mehr Schwung ins Spiel zu bringen.

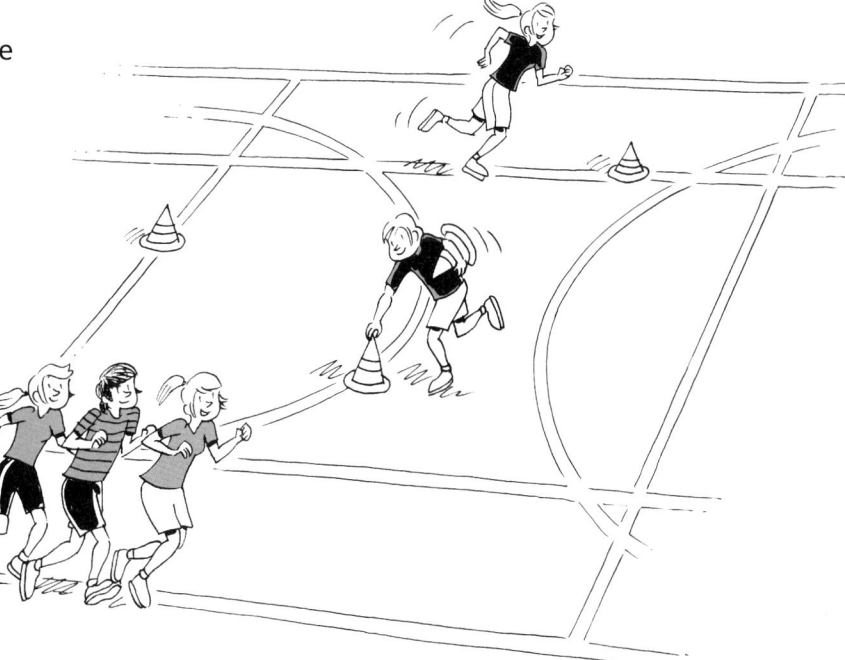

5 Ausdauerspiele

Hütchenlauf

 **Gruppengröße:** 4 bis 20

 **Geräte:** 12 Hütchen

 **Spieldauer:** 10 Minuten

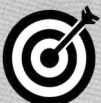 **Ziele:** aerobe Ausdauer, Merkfähigkeit

Spielbeschreibung:
In der gesamten Sporthalle sind nummerierte Hütchen von 1 bis 12 wild durcheinander verteilt. Die Spieler gehen zu zweit oder zu dritt zusammen und laufen nun diese Hütchen der Reihenfolge nach ab. Die Laufgruppen beginnen an verschiedenen Hütchen. Das bedeutet, dass sich die Kleingruppen die Position der Hütchen gut einprägen müssen, damit sie im zweiten Durchgang schneller wieder an ihrem Zielhütchen ankommen.

Organisation:
Insgesamt zwölf nummerierte Hütchen sind kreuz und quer in der ganzen Sporthalle verteilt.

Variation:
Im zweiten oder dritten Durchgang werden die Hütchen in umgekehrter Reihenfolge – von 12 bis 1 – abgelaufen.

Hinweis:
Achten Sie darauf, die Hütchen weitflächig zu verteilen, damit es möglichst lange Laufwege gibt.

Fitness-Check:
Neben der Herz-Kreislaufschulung wird beim Hütchenlauf auch das Kurzzeitgedächtnis trainiert. Ein trainiertes Herz-Kreislaufsystem beschleunigt die Regeneration nach Belastungen.

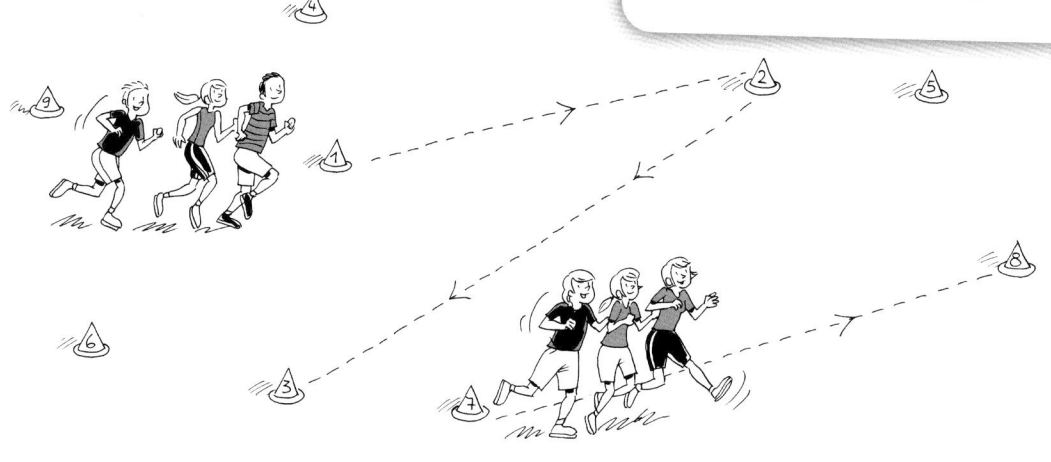

Ausdauerspiele 5

Pärchenspiel

 **Gruppengröße:**
6 bis 24

 **Geräte:**
ein kleiner Kasten, Pärchenspielkarten, Hütchen

 **Spieldauer:**
15 Minuten

 **Ziele:**
aerobe Ausdauer, Merkfähigkeit

Spielbeschreibung:
Mehrere Teams laufen gemeinsam um das abgesteckte Spielfeld. Nach einer Runde legen die Teams am Spieltisch (kleiner Kasten) einen Stopp ein. Ein Teammitglied dreht nach den bekannten Memory-Regeln zwei Karten um. Zeigen beide Karten das gleiche Bild, darf das Team sie behalten und muss nur eine kleine Runde drehen. Passen die beiden Karten nicht zusammen, geht es auf die große Laufrunde. Sieger ist am Ende das Team, das die meisten Pärchen gesammelt hat.

Organisation:
Das Spielfeld ist in eine kleine und große Laufrunde unterteilt. Die kleine Runde ist dabei halb so lang wie die große Runde. In einiger Entfernung zum Spielfeld befindet sich ein kleiner Kasten, auf dem das Pärchenspiel ausliegt.

Variation:
Es muss immer eine große Runde gelaufen werden.

Hinweis:
Die kleine Runde ist die so genannte „Ehrenrunde". Immer, wenn sich ein Team auf die „Ehrenrunde" begibt, ertönt eine Siegermusik!

Fitness-Check:
Das Training des Herz-Kreislaufsystems wird auf spielerische Art und Weise mit dem Training der Merkfähigkeit verbunden. Spielen Sie regelmäßig mit Ihrer Gruppe das Pärchenspiel, sind die Kinder und Jugendlichen langfristig belastbarer.

5 Ausdauerspiele

Oberhase

 **Gruppengröße:** 7 bis 35

 **Geräte:** keine

 **Spieldauer:** 10 Minuten

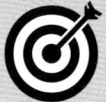 **Ziele:** aerobe Ausdauer, Reaktionsfähigkeit

Spielbeschreibung:
Ein Spieler wird zum „Oberhasen" ausgewählt. Die anderen Spieler – die Hasen – gehen paarweise zusammen. Der Oberhase gibt verschiedene Laufübungen vor. Die Hasen laufen nebeneinander und machen die Übungen nach. Auf das Kommando des Oberhasen „Das Wiesel kommt!" wechseln die Hasen schnell den Partner. Auch der Oberhase sucht sich einen Partner. Der Spieler, der übrig bleibt, wird zum neuen Oberhasen und das Spiel beginnt von Neuem.

Organisation:
Alle Paare laufen kreuz und quer durch die gesamte Sporthalle.

Fitness-Check:
Durch das sich ständig verändernde Lauftempo – bedingt durch die verschiedenen Bewegungsformen – und den Partnerwechseln, erhöht sich die Motivation der Spieler für das Herz-Kreislauftraining. Bei regelmäßiger Wiederholung steigert sich die Ermüdungswiderstandsfähigkeit (Regeneration nach Belastungen) der Spieler.

Variation:
Es wird nicht gesprochen. Der Oberhase macht die Übungen ohne mündliche Erklärungen vor, und die Hasen imitieren seine Bewegungen.

Hinweis:
Geben Sie den Spielern Tipps, falls ihnen die Ideen für unterschiedliche Bewegungsformen ausgehen.

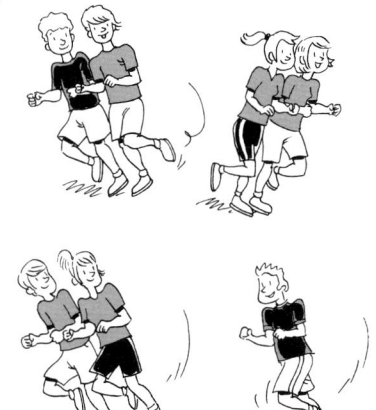
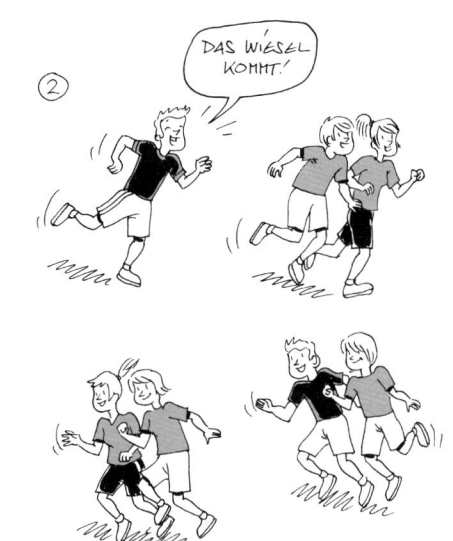

Orientierungslauf

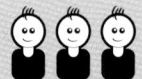 **Gruppengröße:** 6 bis 24

 **Spieldauer:** 10 Minuten

 **Geräte:** 5 bis 6 Hütchen, Skizzen mit Laufwegen

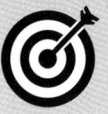 **Ziele:** aerobe Ausdauer, Orientierungsfähigkeit, Merkfähigkeit

Spielbeschreibung:
In der Sporthalle sind Hütchen ohne eine bestimmte Anordnung verteilt. Die Spieler bekommen verschiedene Skizzen mit eingezeichneten Laufwegen gezeigt, die um die Hütchen herumführen. Aufgabe der Spieler ist es, sich den jeweiligen Laufweg gut einzuprägen. Dann machen sie sich in Kleingruppen auf den Weg und versuchen, den gezeigten Weg aus dem Gedächtnis nachzulaufen. Die Strecken beginnen und enden immer am Standort des Spielleiters, wo die Skizzen ausliegen.

Organisation:
Verteilen Sie die Hütchen möglichst großräumig in der Sporthalle, damit lange Laufstrecken entstehen.

Variation:
Die Spieler prellen einen Ball, während sie versuchen, die gezeigten Laufwege fehlerfrei zu absolvieren. Um die Strecken zu verlängern, kann die Laufrunde auch 2-mal abgelaufen werden.

Hinweis:
Die Kleingruppen müssen zusammenbleiben!

Fitness-Check:
Diese intervallartige Herz-Kreislaufschulung verbessert nicht nur die räumliche Orientierung, sondern trainiert auch das Kurzzeitgedächtnis. Je nach Belastbarkeit der Spieler können Sie den Orientierungslauf im Gehen durchführen.

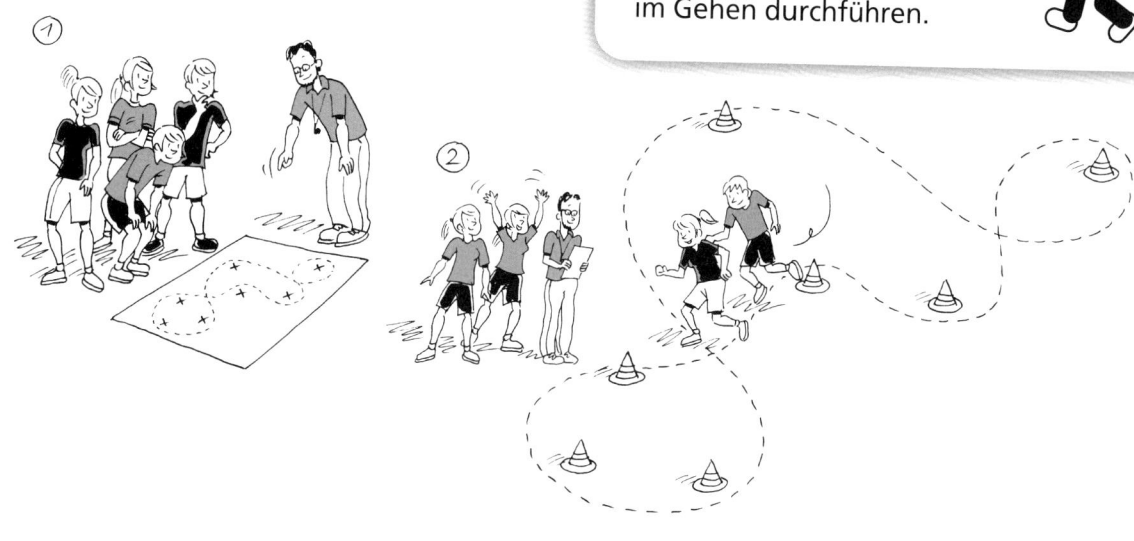

5 Ausdauerspiele

Würfelspiel

 **Gruppengröße:**
6 bis 30

 **Geräte:**
4 Hütchen, ein Schaumstoffwürfel, ein Plakat mit den Aufgabenstellungen, evtl. Gymnastikseile

 **Spieldauer:**
15 Minuten

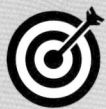 **Ziele:**
aerobe Ausdauer, Kopplungsfähigkeit, Orientierungsfähigkeit

Spielbeschreibung:
Die Spieler teilen sich in mehrere Teams auf. Es wird reihum gewürfelt, und je nach Augenzahl müssen die einzelnen Teams bestimmte Aufgaben erfüllen.

 eine Runde Hopserlauf
 eine Acht laufen
 zwei Runden laufen
 eine Runde mit Armkreisen laufen
 20-mal Seilspringen
 Joker – noch einmal würfeln

Das Team, das zuerst 30 Punkte erwürfelt hat, gewinnt.

Organisation:
Alle Teams starten von einer Ecke (Würfelecke) der Sporthalle aus. Dort hängt auch ein Plakat mit den Aufgabenstellungen und dem aktuellen Punktestand.

Variation:
Wer 4-mal die Sechs würfelt, gewinnt das Spiel.

Hinweis:
Die Aufgabenstellungen können Sie beliebig – je nach Leistungsstand und -fähigkeit der Gruppe – variieren.

Fitness-Check:
Mit dem Würfelspiel bieten Sie Ihrer Gruppe ein variationsreiches Herz-Kreislauftraining. Durch die verschiedenen Aufgabenstellungen trainieren die Spieler zudem ihre Beweglichkeit und Koordination.

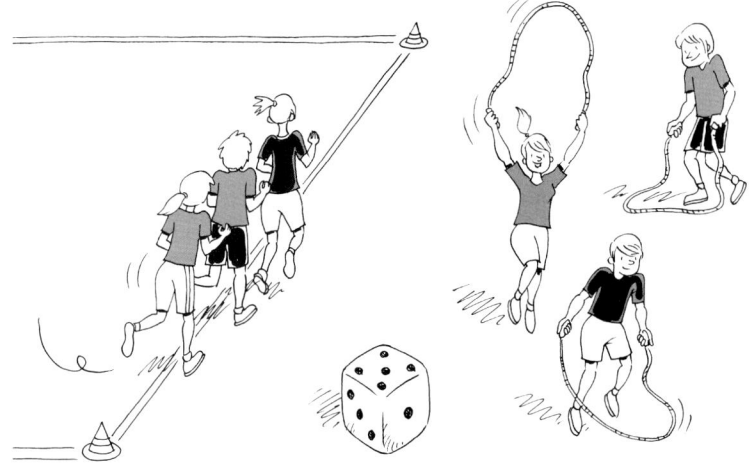

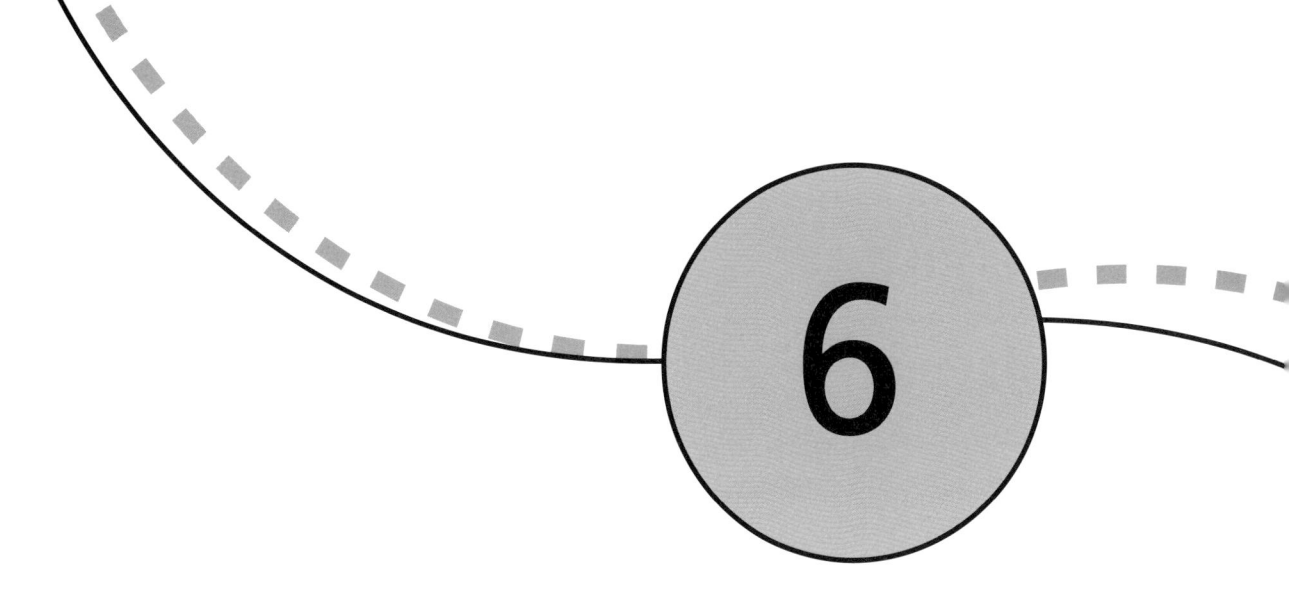

Kooperationsspiele

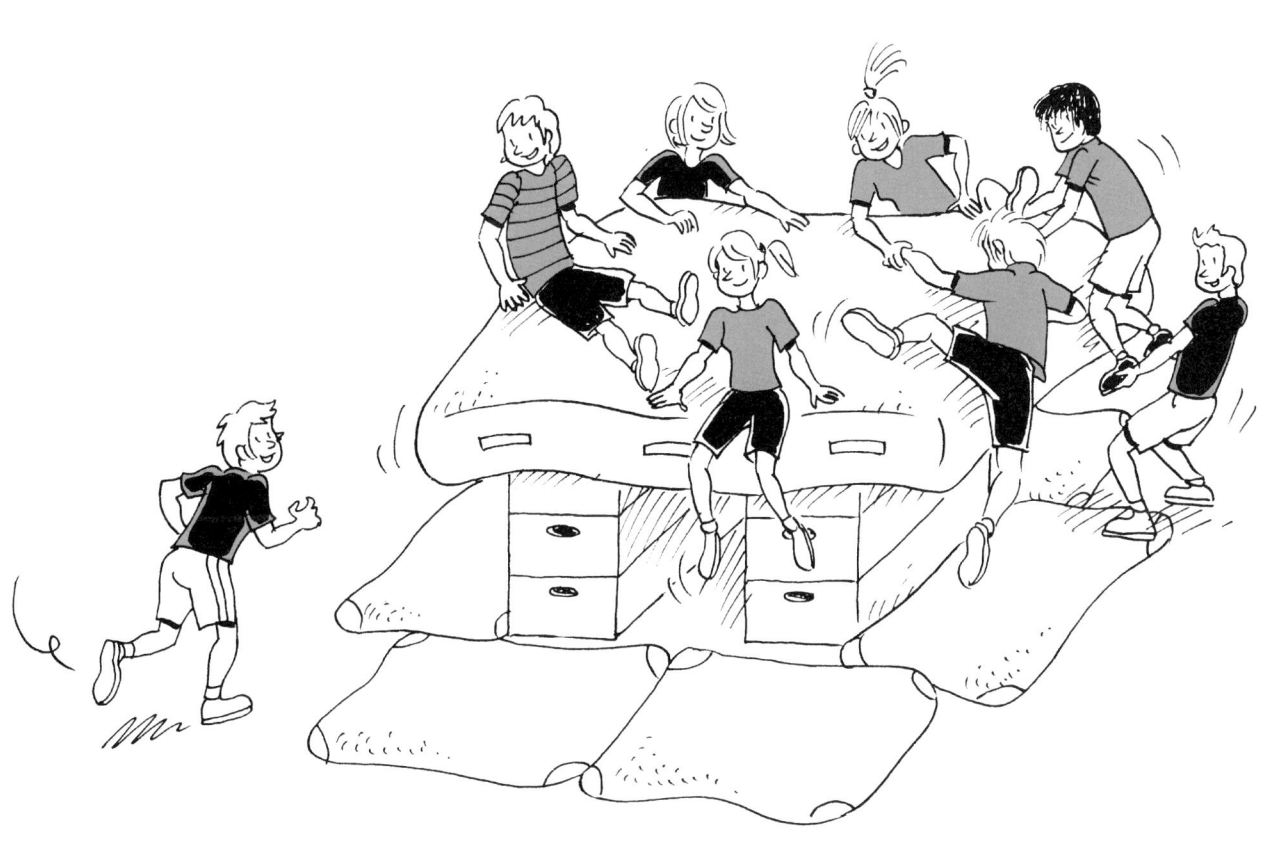

6 Kooperationsspiele

Bei kooperativen Spielen stehen das **Miteinander-Spielen** und das Gemeinschaftsgefühl, das Kommunikation und Vertrauen voraussetzt, im Vordergrund. **Freude** am Sport, aufeinander **Rücksicht** nehmen, **Teambildung**, sind Ziele, die man durch kooperative Spielformen erreichen will. Natürlich geht es auch um ein „spielerisches Kräftemessen", jedoch nicht um Konkurrenz, Sieg, Leistung und Vergleichbarkeit. Es gibt **keine wirklichen Verlierer**. Wenn zum Beispiel das Ziel der Spielgruppe ist, sich von einem sinkenden Schiff zu retten und dabei Hindernisse und Widrigkeiten zu überwinden sind, so kann dies nur durch Zusammenarbeit und gegenseitige Hilfestellung erreicht werden.

Kooperative Spiele sollen **Spiele ohne Tränen** sein, ohne die Frustration des Ausgestoßenseins, ohne die Furcht vor dem Versagen, Spiele, die keine Einzelsieger und besonders herausgehobene Einzelleistungen produzieren, Spiele, die jedem Mitspieler das Gefühl der gleichberechtigten Teilnahme und damit uneingeschränkten Spaß am Spielen ermöglichen. Vor dem Hintergrund dieser Zielsetzung finden Sie in diesem Kapitel folgende Spiele:

- ✘ Bist du Goofy?
- ✘ Blindenführung am Tau
- ✘ Dracula
- ✘ Gold in Sicht!
- ✘ Gruppenmemo
- ✘ Menschlicher Knoten
- ✘ Pendel
- ✘ Roboterspiel
- ✘ Seerettung
- ✘ Zahlspiel

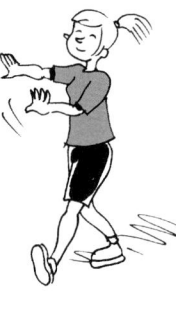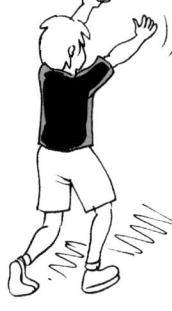

Kooperationsspiele 6

Bist du Goofy?

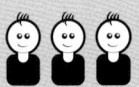 **Gruppengröße:**
8 bis 30

 Geräte:
keine

 **Spieldauer:**
10 Minuten

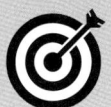 **Ziele:**
Entwicklung von Vertrauen, Sensibilisierung

Spielbeschreibung:

Ein Spieler wird als Goofy ausgewählt. Er hat die Augen offen, darf aber nicht sprechen. Die restlichen Spieler schließen ihre Augen und halten die Hände als Schutz in Brusthöhe nach vorne. Die Spieler laufen mit geschlossenen Augen durch die Halle, und immer wenn sie einen anderen Mitspieler berühren, fragen sie: „Bist du Goofy?" Ist das der Fall, nimmt Goofy diesen Spieler an der Hand. Trifft das nicht zu, antwortet der Spieler: „Nein, ich bin es nicht." So geht es weiter, bis schließlich alle Spieler in der Goofyschlange sind.

Fitness-Check:
Die Spieler schulen ihre akustische Wahrnehmung und Konzentrationsfähigkeit.

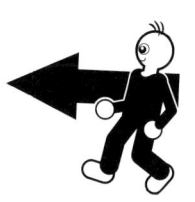

Organisation:
Hindernisse und Gefahrenquellen müssen vor Spielbeginn beseitigt werden.

Variation:
Es gibt zwei Goofys. Das beschleunigt das Spiel.

Hinweis:
Spieler, die sich zu weit weg entfernen, werden von Ihnen zur Gruppe zurückgeführt.

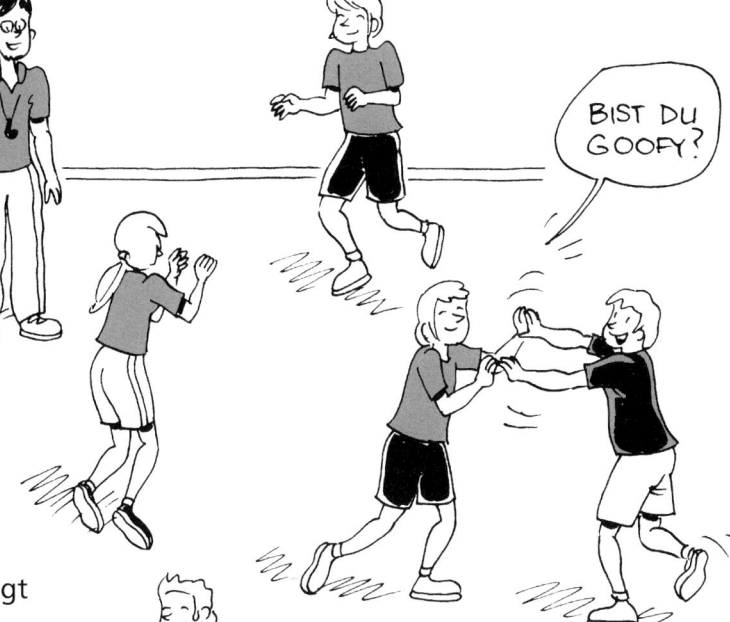

Blindenführung am Tau

 **Gruppengröße:** bis 15 pro Tau

 **Geräte:** ein Tau

 **Spieldauer:** 7 Minuten

 **Ziele:** Entwicklung von Vertrauen

Spielbeschreibung:
Alle Spieler haben die Augen geschlossen (oder verbunden) und halten sich an einem Tau fest. Ein Spieler, der die Augen offen hat, führt als „Sehender" die Gruppe durch die Sporthalle. Dies funktioniert nur, wenn die Spieler Vertrauen in ihren sehenden Führer haben, wobei die Sicherheit der „Blinden" natürlich oberste Priorität hat.

Organisation:
Hindernisse und Gefahrenquellen müssen vor Spielbeginn beseitigt werden.

Variation:
Partnerübung: Ein Spieler, der die Augen offen hat, führt seinen „blinden" Partner an der Hand durch die Halle. Funktioniert das gut, versucht er, nur über verbale Kommandos seinen Partner zu führen.

Hinweis:
Haben Sie kein Tau zur Verfügung, so können Sie als Ersatz mehrere Seile aneinanderknoten.

Fitness-Check:
Das Miteinander und kooperative Verhalten der Spieler steht hier im Mittelpunkt. Der „Sehende" lernt, Verantwortung für andere zu übernehmen.

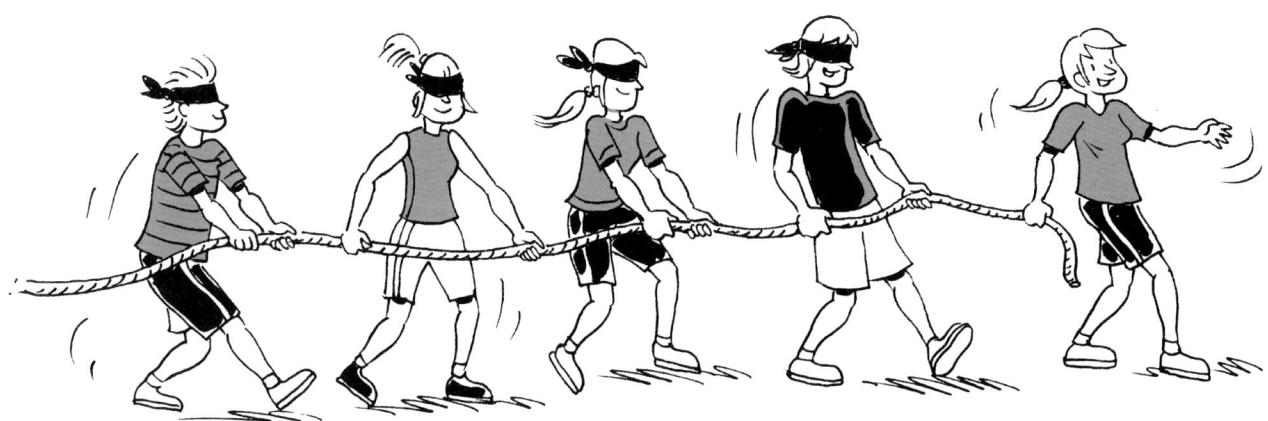

Kooperationsspiele 6

Dracula

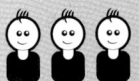 **Gruppengröße:**
8 bis 30

 Geräte:
keine

 **Spieldauer:**
7 Minuten

 **Ziele:**
Entwicklung von Vertrauen, Sensibilisierung

Spielbeschreibung:
Ein Spieler wird zum Dracula bestimmt. Alle schließen die Augen, auch Graf Dracula, und laufen kreuz und quer durchs Spielfeld. Sobald Dracula einen Mitspieler berührt, packt er sein Opfer am Arm und stößt einen Schrei aus. Das Opfer verwandelt sich dann ebenfalls zum Dracula. Treffen zwei Draculas aufeinander und berühren sich, verwandeln sie sich wieder in gewöhnliche Spieler zurück.

Fitness-Check:
Neben der Sensibilisierung für die akustische Wahrnehmung fördert das Dracula-Spiel besonders das selbstbewusste und mutige Agieren der Spieler.

Organisation:
Hindernisse und Gefahrenquellen müssen vor Spielbeginn beseitigt werden.

Variation:
Eine Rückverwandlung in einen normalen Spieler entfällt. Das Spiel ist vorbei, wenn es nur noch Draculas gibt.

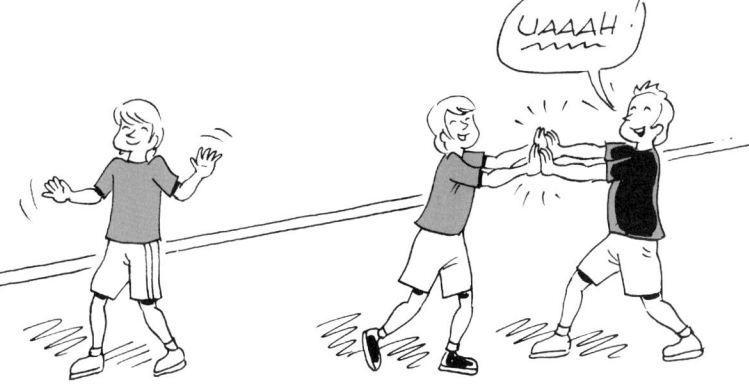

Hinweis:
Spieler, die sich am Anfang noch sehr unsicher mit geschlossenen Augen fühlen, dürfen ab und zu blinzeln. Spieler, die sich zu weit von Dracula entfernen, werden von Ihnen zur Gruppe zurückgeführt.

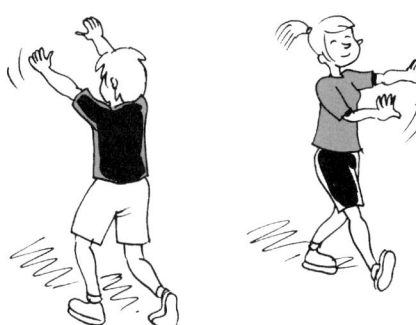

60 Ideen für Sportunterricht und Freizeit

6 Kooperationsspiele

Gold in Sicht!

 **Gruppengröße:** 8 bis 25

 **Geräte:** viele Tennisbälle, mehrere große Kästen und Hütchen, Augenbinden

 **Spieldauer:** 10 Minuten

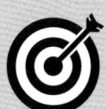 **Ziele:** Entwicklung von Vertrauen, Teamarbeit, Erlernen von Lösungsstrategien

Spielbeschreibung:

Innerhalb eines markierten Feldes sind Tennisbälle (Gold) auf dem Boden, auf Kästen, Hütchen usw. ausgelegt. Eine Gruppe von Spielern versucht nun, innerhalb einer bestimmten Zeit, zum Beispiel fünf Minuten, von einer Ecke des Feldes in die andere zu kommen. Die Schwierigkeit: Wer sich im Feld befindet, hat die Augen verbunden! Um sicher am anderen Ende anzukommen, beschreiben von außen die Mitspieler den Weg für die „blinden" Spieler. Auf dem Weg von der einen zur anderen Seite dürfen die blinden Spieler Gold einsammeln. Die gesamte Gruppe hat die Aufgabe erfolgreich erfüllt, wenn alle „blinden" Spieler in der vorgegebenen Zeit sicher ankommen.

Organisation:

Das Spielfeld ist ein viereckiges Feld mit einem Ein- und Ausgang. Am besten stecken Sie das Feld mit Hütchen ab. Innerhalb des Feldes befinden sich verstreut Tennisbälle, die auf dem Boden, auf Hütchen oder Kästen liegen.

Hinweis:

Die Gruppe bekommt vor Spielbeginn zwei Minuten Zeit, sich gemeinsam einen Lösungsweg zu überlegen.

Fitness-Check:

Bei diesem Spiel stehen die akustische Reizverarbeitung und die Sensibilisierung für feinmotorische Bewegungen im Mittelpunkt. Die Trainingsfortschritte in diesem Bereich wirken sich im Alltag positiv hinsichtlich der Ökonomisierung von Bewegungen aus.

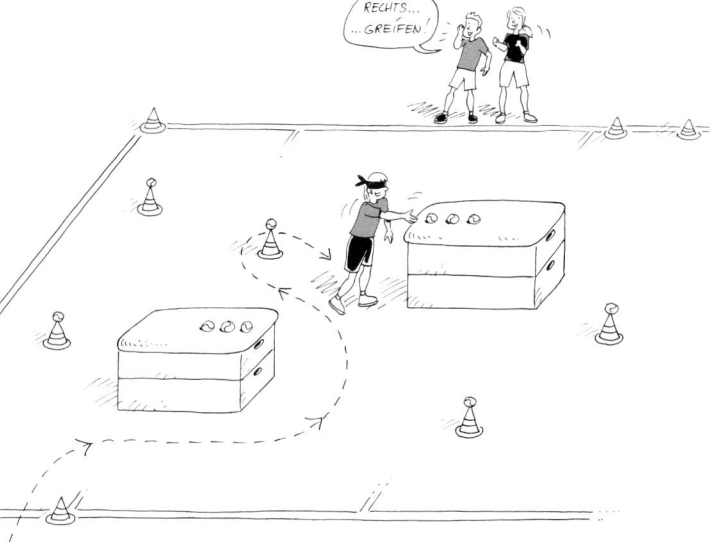

Gruppenmemo

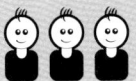 **Gruppengröße:**
4 bis 20

 **Geräte:**
eine Turnmatte, verschiedene kleinere Geräte (abhängig vom Angebot im Geräteschrank)

 **Spieldauer:**
10 Minuten

 **Ziele:**
Teamarbeit, Konzentration

Spielbeschreibung:
Verschiedene kleinere Gegenstände, wie zum Beispiel Hockeyschläger, Tennisringe, Seile usw., sind unter einer Turnmatte versteckt. Wenn Sie als Spielleiter die Turnmatte hochheben, haben die Spieler 20 Sekunden Zeit, sich die Gegenstände und ihre Anordnung einzuprägen. Nach Ablauf der Zeit decken Sie die Gegenstände wieder ab. Aufgabe der Spieler ist es nun, alle gezeigten Gegenstände zusammenzutragen und so aufzubauen, wie sie unter der Matte liegen.

Hinweis:
Alle Geräte, die Sie auswählen, müssen im Geräteschrank zumindest doppelt vorhanden sein.

Fitness-Check:
Die Spieler schulen ihre Merk- und Konzentrationsfähigkeit. Die kognitive Anforderung steht hier im Mittelpunkt.

Organisation:
Verschiedene Hand- und Kleingeräte liegen unter einer Turnmatte.

Variation:
Variieren Sie die Zeit zum Einprägen der Gegenstände, die unter der Turnmatte liegen. Der Schwierigkeitsgrad steigt, je kürzer die Zeit ist, um sich die Gegenstände anzuschauen.

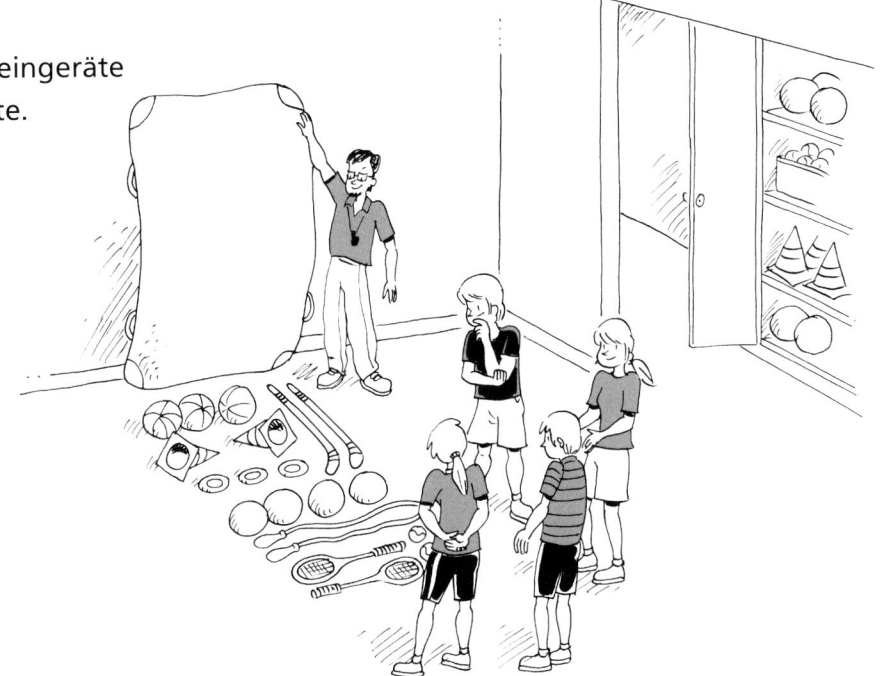

6 Kooperationsspiele

Menschlicher Knoten

 **Gruppengröße:**
8 bis 30

 **Geräte:**
keine

 **Spieldauer:**
7 Minuten

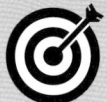 **Ziele:**
Teamarbeit, Abbau von Berührungsängsten

Spielbeschreibung:
Die Spieler bilden einen großen Kreis und strecken ihre Hände noch vorne aus. Auf Kommando ergreift jeder eine fremde Hand. Dabei gilt es zu beachten, dass niemand die beiden Hände einer anderen Person ergreift. So entsteht ein Knoten, den die Spieler nun wieder entknoten müssen – ohne dass dabei die Hände losgelassen werden dürfen.

Organisation:
Die Spieler bilden etwa in der Hallenmitte einen Kreis, sodass nach allen Seiten viel Platz ist.

Variation:
Nach mehreren Wiederholungen können die Spieler mit geschlossenen Augen versuchen, den Knoten zu lösen.

Hinweis:
Hin und wieder gibt es Verknotungen, die nicht aufgelöst werden können.

Fitness-Check:
Diese kontaktfreudige Spielform verbessert nicht nur das Miteinander, sondern optimiert auch die Beweglichkeit und die Koordination der Spieler.

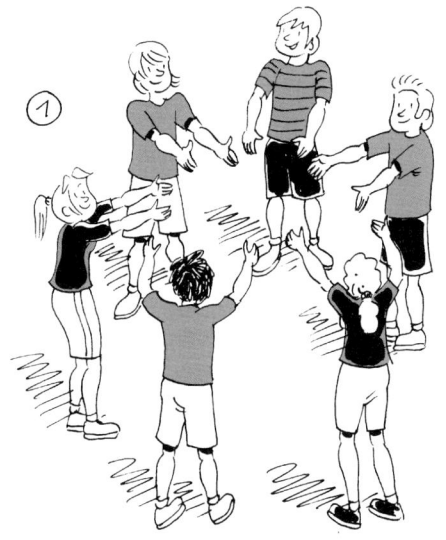
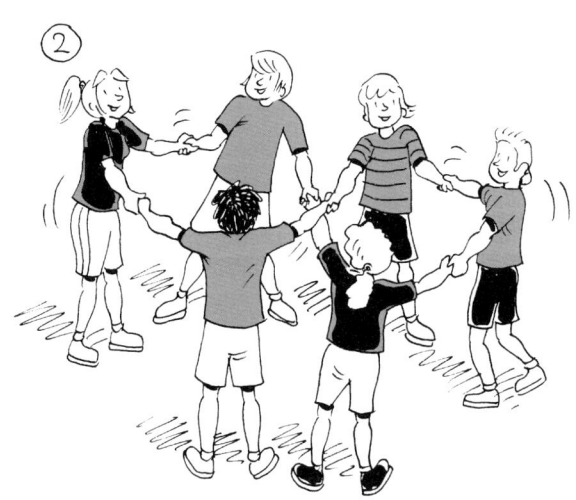

Kooperationsspiele 6

Pendel

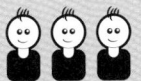 **Gruppengröße:**
bis 10 pro Kreis

 **Geräte:**
keine

 **Spieldauer:**
7 Minuten

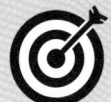 **Ziele:**
Entwicklung von Vertrauen,
An- und Entspannung

Spielbeschreibung:
Die Spieler stellen sich in einem engen Kreis Schulter an Schulter auf. Der Kreis sollte einen Durchmesser von maximal zwei Metern haben. Ein Spieler stellt sich als Pendel in die Mitte des Kreises. Er schließt die Augen und lässt sich steif wie ein Brett in eine Richtung fallen. Die Kreisspieler fangen den Fall leicht ab und führen den Spieler sanft in eine andere Richtung. Nach etwa einer Minute wechselt ein anderer Spieler als Pendel in die Mitte.

Fitness-Check:
Der Spieler in der Kreismitte sensibilisiert seine Wahrnehmungsfähigkeit und verbessert sein Gleichgewichtsgefühl. Er lernt das Gefühl von Anspannung und Entspannung der Muskulatur kennen.

Organisation:
Die Spieler bilden in der Hallenmitte einen Kreis.

Variation:
Wer unsicher ist, darf seine Augen offen lassen.

Hinweis:
Achten Sie darauf, dass die Spieler immer eng zusammenstehen, denn die Sicherheit steht bei dieser Übung im Vordergrund.

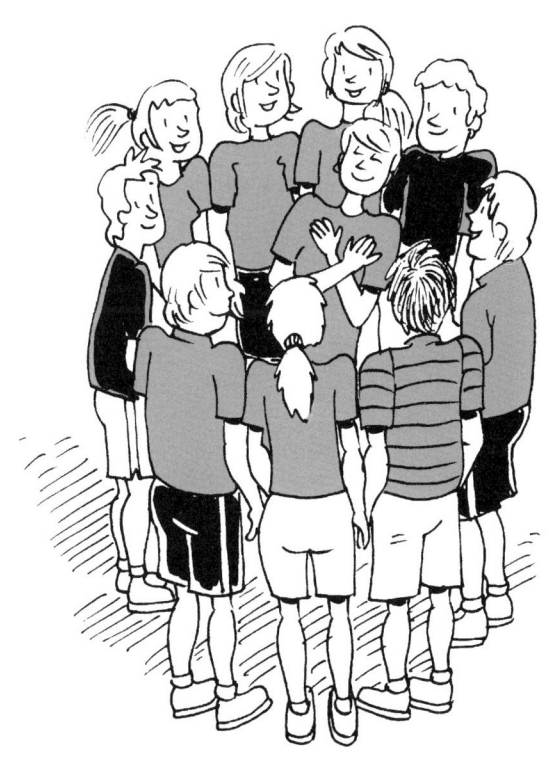

6 Kooperationsspiele

Roboterspiel

 **Gruppengröße:**
8 bis 30

 **Geräte:**
keine

 **Spieldauer:**
7 Minuten

 **Ziele:**
Entwicklung von Vertrauen,
Abbau von Berührungsängsten

Spielbeschreibung:
Zwei Spieler gehen hintereinander durch die Halle. Der Hintermann legt seine Arme auf die Schultern des Vordermanns, den Roboter. Bei Druck auf die rechte Schulter macht der Roboter eine Drehung um 90 Grad nach rechts. Übt der Hintermann Druck auf die linke Schulter aus, dreht sich der Roboter um 90 Grad nach links. Ohne Signalgebung läuft der Roboter immer geradeaus. Berührt der Hintermann mit seinem Kopf den des Roboters, so bedeutet das „Stopp".

Fitness-Check:
Neben der schnellen Informationsverarbeitung taktiler Reize unterstützt das Roboterspiel das kooperative Miteinander und verbessert die Reizweiterleitung im Nervensystem.

Organisation:
Alle Paare gehen kreuz und quer durch die Halle.

Variation:
✗ Das Roboterspiel kann auch im leichten Lauftempo durchgeführt werden.
✗ Ein Hintermann führt zwei Roboter.

Hinweis:
Alle Spieler müssen ihre Roboter so durch die Halle führen, dass es zu keinen Zusammenstößen kommt.

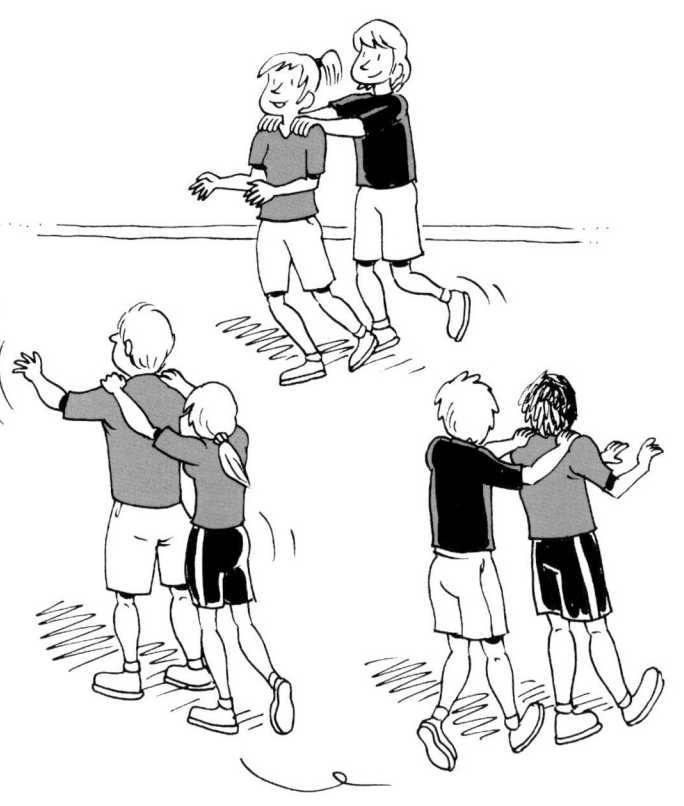

Kooperationsspiele 6

Seerettung

 **Gruppengröße:** bis 25

 **Geräte:** eine Weichbodenmatte, zwei große Kästen, mehrere Turnmatten

 **Spieldauer:** 10 Minuten

 **Ziele:** Teamarbeit, Abbau von Berührungsängsten

Spielbeschreibung:
Ein Schiff ist untergegangen. Die Besatzung und die Passagiere schwimmen im offenen Meer. Ein Kutter (eine Weichbodenmatte), die auf zwei nebeneinanderstehenden Kästen liegt, kommt zur Rettung der Schiffbrüchigen. Die Schiffbrüchigen versuchen, auf den Kutter zu klettern. Das ist aber gar nicht so einfach, denn die Kästen stehen so eng zusammen, dass die Weichbodenmatte an allen Seiten lose herunterhängt. Eine ganz schön instabile Sache also, und dann sollen auch nach alle einen Platz auf dem Kutter finden! Ob das gelingt?

Hinweis:
Die Gruppe überlegt sich vor Spielbeginn eine gemeinsame Lösungsstrategie.

Fitness-Check:
Die „geretteten" Schiffbrüchigen verbessern durch geschickte Gewichtsverlagerung und Anspannen der Muskulatur ihr Körpergefühl.

Organisation:
In der Hallenmitte sind zwei Kästen aufgebaut, auf denen eine Weichbodenmatte liegt. Die Sturzbereiche sind mit zusätzlichen Turnmatten abgesichert.

Variation:
Bei einer kleineren Gruppe liegt die Weichbodenmatte auf nur einem Kasten. Aber Vorsicht: Hier ist der Schwierigkeitsgrad viel höher!

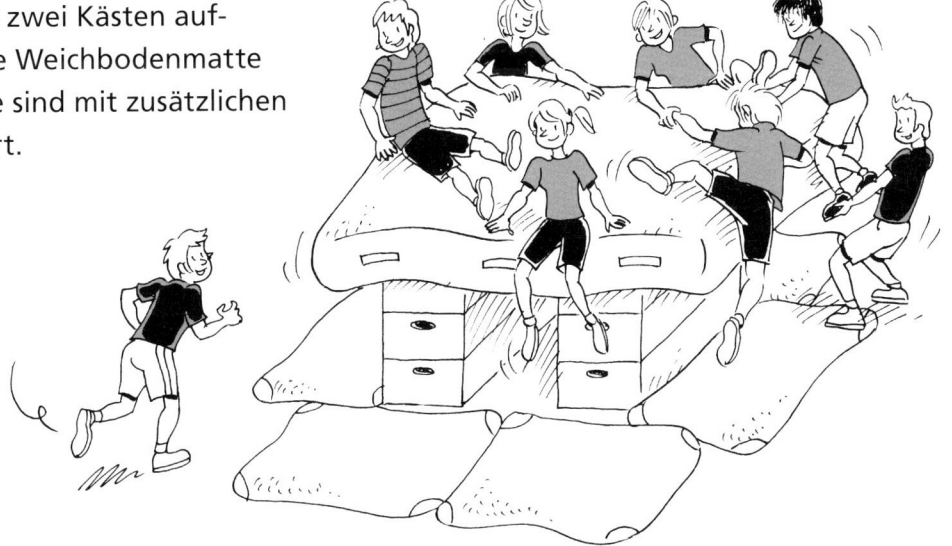

6 Kooperationsspiele

Zahlspiel

 **Gruppengröße:**
8 bis 30

 **Geräte:**
keine

 **Spieldauer:**
7 Minuten

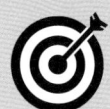 **Ziele:**
Teamarbeit, Konzentration

Spielbeschreibung:
Die Gruppe sitzt mit geschlossenen Augen auf dem Boden und zählt laut von eins bis zehn, ohne dabei eine bestimmte Reihenfolge einzuhalten. Rufen zwei Spieler zur gleichen Zeit die gleiche Zahl, wird wieder von Neuem begonnen. Ziel ist es, ohne eine Zahl doppelt aufzuzählen, bis zehn zu kommen. Die Gruppe muss das Ziel ohne vorherige Absprache einer Strategie ereichen.

Organisation:
Die Spieler sitzen mit geschlossenen Augen im Kreis auf dem Boden.

Variation:
Gelingt es der Gruppe, die Aufgabe schnell zu lösen, können Sie den Schwierigkeitsgrad erhöhen, indem sofort von zehn bis eins zurückgezählt werden muss.

Hinweis:
Ein Spieler darf nie zwei Zahlen in Folge sagen.

Fitness-Check:
Hier stehen das gemeinsame Erfolgserlebnis und der Spaß im Mittelpunkt.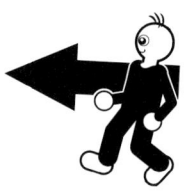

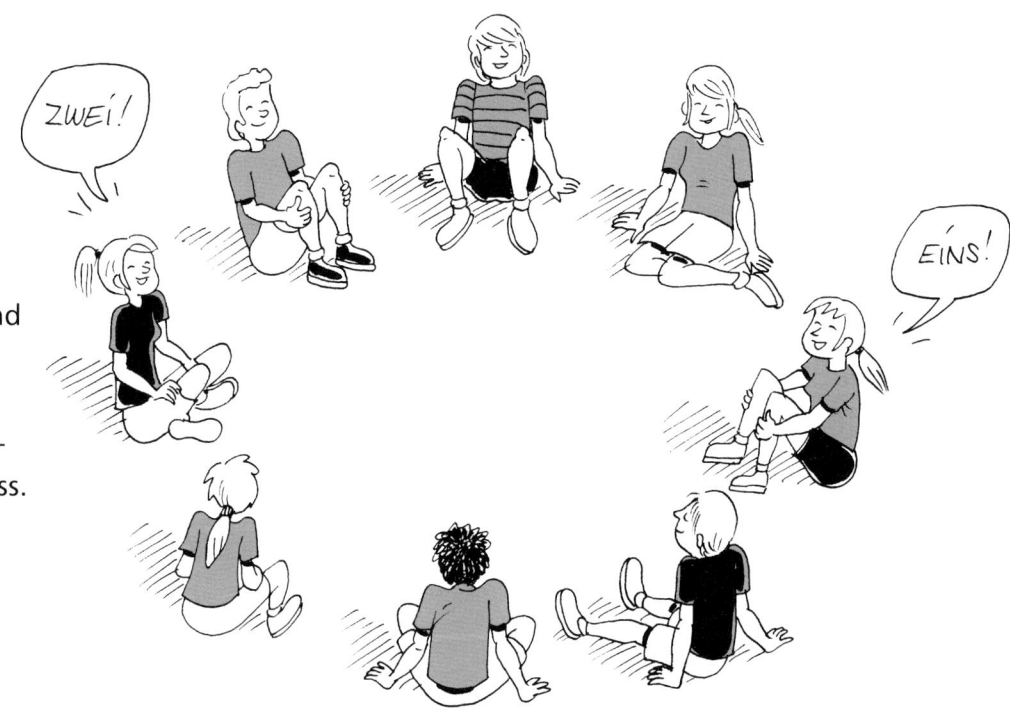

Literatur- und Linktipps

Literaturtipps

Zeitschrift „Sport & Spiel", Nr. 2/09:
Fit & gesund

Zeitschrift „Sportpädagogik", Nr. 2/09:
Vielseitige Ausdauerschulung

Bös, Klaus; Brehm, Walter (Hrsg.):
Handbuch Gesundheitssport.
Hofmann-Verlag, 2006.
ISBN 978-3-7780-1702-9

Bieligk, Michael:
Erlebnissport in der Halle:
Erfolgreiche Spiele und Übungen
mit einfachem Gerät.
Limpert Verlag, 2007.
ISBN 978-3-7853-1753-2

Linktipps

www.sportunterricht.de/mft
Handreichungen zum Münchner Fitness-Test.

www.sportprogesundheit.de
Webseite des Deutschen Sportbundes in Zusammenarbeit mit der Bundesärztekammer zum Gesundheitssport.

**https://www.schulsport-nrw.de/
schulsportpraxis-und-fortbildung.html**
Ideen für die Praxis mit Unterrichtsbeispielen für alle Schulformen.